Prinaxy Byxyx

Resinas em endodontia

Prinaxy Byxyx

Resinas em endodontia

ScienciaScripts

Imprint
Any brand names and product names mentioned in this book are subject to trademark, brand or patent protection and are trademarks or registered trademarks of their respective holders. The use of brand names, product names, common names, trade names, product descriptions etc. even without a particular marking in this work is in no way to be construed to mean that such names may be regarded as unrestricted in respect of trademark and brand protection legislation and could thus be used by anyone.

Cover image: www.ingimage.com

This book is a translation from the original published under ISBN 978-620-7-80898-4.

Publisher:
Sciencia Scripts
is a trademark of
Dodo Books Indian Ocean Ltd. and OmniScriptum S.R.L publishing group

120 High Road, East Finchley, London, N2 9ED, United Kingdom
Str. Armeneasca 28/1, office 1, Chisinau MD-2012, Republic of Moldova, Europe
Printed at: see last page
ISBN: 978-620-8-05581-3

Índice

<u>*LISTA DE ABREVIATURAS*</u>

1.	**GIC**	Glass ionomer cement
2.	**ZOE**	Zinc oxide eugenol
3.	**HEMA**	2- Hydroxy ethyl methacrylate
4.	**GP**	Gutta percha
5.	**BIS-GMA**	Bisphenol A-glycidyl methacrylate
6.	**SEM**	Scanning Electron Microscope
7.	**UDMA**	Urethane dimethacrylate
8.	**AMPS**	2-Acrylamide-2-methyl-propanesulfonic acid
9.	**RMGIC**	Resin modified glass ionomer cement
10.	**RCS**	Root canal sealant
11.	**NAOCL**	Sodium hypochlorite
12.	**CHX**	Chlorhexidine
13.	**PAA**	Peracetic acid

14.	**EDTA**	Ethylene diamine tetra acetic acid
15.	**BADGE**	Biphenol A diglycidyle ether
16.	**MTA**	Mineral trioxide aggregate
17.	**EBPADMA**	Ethoxylated bisphenol A-dimethacrylate
18.	**MMP**	Matrix metallo-proteinase
19.	**4-META**	4-Methacryloxyehyl trimellitate anhydrite
20.	**MDPB**	12-methacryloxydodecyl pyridinium bromide
21.	**RBC**	Resin based composite
22.	**ANSI**	American National Standards Institute
23.	**ADA**	American Dental Association
24.	**MDP**	10-methacryloyloxydecyl dihydrogen phosphate
25.	**FRC**	Fibre reinforced composite

INTRODUÇÃO

O sucesso do tratamento do canal radicular depende de um diagnóstico e planeamento de tratamento adequados, do conhecimento da anatomia e morfologia do canal, do desbridamento do canal, da esterilização do canal e da obturação. A obturação do canal radicular é definida como "o preenchimento tridimensional de todo o sistema de canais radiculares o mais próximo possível da junção cementodentinária. Quantidades mínimas de selantes do canal radicular são biologicamente compatíveis e são utilizadas em conjunto com o material de preenchimento do núcleo para estabelecer um selamento adequado". [1]

O desenvolvimento de materiais que ajudem a selar o sistema de canais radiculares das "condições de putrefação e dos seus males resultantes" resulta não só em proporcionar ao doente os melhores cuidados e conforto, mas também em melhorar o sucesso do tratamento. Este conceito foi bem compreendido e praticado ao longo de muitas décadas e continua a evoluir na especialidade em constante mudança da Endodontia. [2]

O papel do tratamento endodôntico consiste em proporcionar uma limpeza, modelação e obturação adequadas do sistema de canais radiculares, estando os três processos interligados e dependentes uns dos outros. O sucesso do tratamento do canal radicular depende de um diagnóstico e de um planeamento de tratamento adequados, do conhecimento da anatomia e da morfologia do canal, do desbridamento do canal, da esterilização do canal e da obturação. [3]

Os selantes de canais radiculares têm várias funções importantes que incluem

1.   Selagem de espaços vazios e forames múltiplos, canais acessórios patentes

2.	Criar uma ligação entre o material de enchimento do núcleo e a parede do canal radicular, e

3.	Proporciona um efeito lubrificante durante a colocação do núcleo de enchimento e retém quaisquer bactérias remanescentes.

Devido à relativa importância biológica e técnica dos selantes, as suas propriedades químicas e físicas têm sido objeto de considerável discussão desde o seu desenvolvimento inicial no princípio do século XX. Os selantes são classificados em selantes à base de óxido de zinco-eugenol, hidróxido de cálcio, ionómero de vidro, silicone, biocerâmica e resina. Existem dois tipos de selantes à base de resina, nomeadamente à base de resina epóxida e à base de resina de metacrilato. [4]

Um cimento de cimentação é um material que é utilizado para fixar restaurações indirectas a superfícies dentárias preparadas, preenchendo pequenos espaços vazios entre as restaurações e as estruturas dentárias, bloqueando assim a restauração mecanicamente para evitar o deslocamento. Um material de cimentação proporciona a retenção de restaurações indirectas através de um bloqueio mecânico, ligação química ou ambos. A cimentação tradicional baseia-se principalmente nas forças de fricção entre as superfícies dentárias preparadas e as paredes de encaixe das restaurações. Os materiais mais actuais utilizam a adesão química e micromecânica para unir a superfície do dente, o cimento e o material de restauração. Tanto o cimento de resina convencional com um sistema adesivo separado (ou cimento de resina adesivo) como o cimento de resina autoadesivo podem ser utilizados como cimentos de cimentação. Apresentam as vantagens de elevadas resistências à compressão e à tração, uma elevada força de ligação, uma baixa solubilidade em água e boas propriedades estéticas, o que os torna os principais cimentos de cimentação actuais. Também é necessário um controlo adequado da humidade para se conseguir uma resistência de união razoável para os cimentos de resina. Nos casos em que o isolamento não pode ser conseguido, a utilização de cimentos alternativos pode ser uma melhor opção.[5]

Atualmente, o aumento da procura de sistemas post-and-core clinicamente convenientes para substituir a estrutura dentária perdida proporcionou ao clínico uma infinidade de opções simplificadas de restauração post-and-core "numa visita". Os sistemas reforçados com fibra são superiores aos pilares pré-fabricados metálicos. Nos últimos anos, tem-se verificado uma grande mudança em relação aos postes e núcleos metálicos personalizados para núcleos de compósito à base de resina.[6] . Os sistemas de pilares pré-fabricados em compósito estão a substituir os sistemas de pilares metálicos porque um procedimento adesivo com o sistema de pilares em compósito reforçado com fibra acrescenta resistência à interface dente-restauração após a colagem. Por conseguinte, o pilar reforçado com fibra tem uma vantagem após a montagem. O sistema de pilar de compósito reforçado com fibra tem um módulo de elasticidade semelhante ao da dentina após a colagem, enquanto que o conjunto de pilar metálico tem um módulo de elasticidade consideravelmente mais elevado. [7]

A obturação do espaço radicular preparado é vital na terapia endodôntica para evitar a entrada de bactérias no espaço do canal radicular limpo e desinfectado e para evitar a recolonização de bactérias presentes no momento da obturação radicular. Um estudo em animais mostrou que a obturação isolada dos canais enquanto ainda infectados resultaria em alguma reversão da periodontite apical. Por conseguinte, se os nossos materiais e técnicas de obturação fossem melhorados, poderia ser possível reter as bactérias remanescentes no canal radicular, para impedir a fuga coronal e a reinfeção de um canal previamente desinfectado. O Resilon (Resilon Research LLC, Madison, CT, EUA), um material de obturação mais recente, foi introduzido em 2004. O Resilon é utilizado com um selante de resina. A lógica subjacente a este produto é criar um "monobloco" constituído por um selante de resina que se liga aos túbulos dentinários, bem como ao material do núcleo. [8]

O principal objetivo de qualquer clínico é proporcionar ao doente uma restauração que preserve a longevidade e a vitalidade pulpar dos pilares naturais das próteses parciais fixas e que recupere a função perdida. Um cimento dentário utilizado para fixar restaurações indirectas a dentes preparados é designado por agente de cimentação. A principal função de um agente de cimentação é preencher o vazio na interface restauração-dente e bloquear mecanicamente a restauração no local para evitar o seu deslocamento durante a mastigação. Dependendo da longevidade esperada da restauração, um agente de cimentação pode ser considerado definitivo (longo prazo) ou provisório (curto prazo). Nos últimos anos, foram introduzidos muitos agentes de cimentação e cimentos dentários com a alegação de um desempenho clinicamente melhor do que os materiais existentes devido a caraterísticas melhoradas.

A resina à base de metilmetacrilato dos anos 50 não aderia ao dente, sofria retração de polimerização, tinha um elevado coeficiente de expansão térmica, sofria microinfiltração e a remoção do excesso era difícil. Atualmente, os cimentos de resina são uma escolha popular devido às suas elevadas resistências à compressão e à tração, baixa solubilidade e qualidades estéticas. Têm limitações como a sensibilidade técnica e o custo elevado. As resinas mais recentes afirmam ser anticariogénicas, como o GIC, mas a relevância desta propriedade é ainda uma questão de debate. As resinas são úteis para restaurações de cerâmica pura, facetas, metal ou metalo-cerâmica onde a retenção e a forma de resistência estão comprometidas e para pós-cimentação em dentes tratados endodonticamente. [9]

HISTÓRIA

Antes de 1800, a obturação dos canais radiculares, quando efectuada, limitava-se ao ouro. As obturações subsequentes com vários metais, oxicloreto de zinco, parafina e amálgama resultaram em vários graus de sucesso e satisfação. Em 1847, Hill desenvolveu o primeiro material de obturação do canal radicular com guta percha, conhecido como "Hill's stopping". A preparação, que consistia principalmente em guta percha branqueada e carbonato de cal e quartzo, foi patenteada em 1848 e introduzida na medicina dentária.[10]

Durante mais de 100 anos, de meados de 1800 a meados de 1900, o desenvolvimento de materiais e técnicas a utilizar em conjunto com materiais de obturação radicular de núcleo sólido, como a guta-percha e os cones de prata, foi o principal objetivo de muitos clínicos e investigadores dentários. Com o desenvolvimento atual de selantes exclusivos de sulfato de cálcio e aluminato de cálcio, que supostamente possuem propriedades biológicas e clínicas melhoradas em relação aos selantes de canais radiculares tradicionais, é importante começar por reviver e apreciar a viagem que moldou os sucessos que foram concomitantes com o desenvolvimento de selantes/cimentos para canais radiculares.[11,12]

Em meados de 1800, o foco da obturação do canal radicular baseava-se principalmente na mera colocação de materiais no canal para preencher o espaço após a pulpectomia; no entanto, o espaço não era muitas vezes preenchido completamente. O insucesso do tratamento era muitas vezes devido à falta de um desbridamento completo do canal, desinfeção e selamento apical. A utilização de um material de núcleo e de um selante/cimento para estabelecer o que era considerado necessário, ou seja, um selamento apical hermético.[13] No entanto, o material do núcleo por si só não foi suficiente para alcançar o resultado desejado. As referências à utilização de um cimento ou selante do canal radicular eram basicamente inexistentes no final do século XIX e início do século XX, exceto a referência à utilização de clorofórmio ou eucaliptol para amolecer o material de preenchimento do núcleo ou à utilização de uma mistura de guta-percha e do solvente para formar uma pasta para selar o canal. Uma outra necessidade do solvente era facilitar a colocação do material de obturação do cone mestre; no entanto, não era para servir como um verdadeiro selador, como é designado mais tarde no século XX. Além disso, a utilização de oxicloreto de zinco com cones de guta-percha foi identificada como um sistema de obturação popular, com o "objetivo de preencher a maior parte do canal com um objeto sólido e o resto do canal, incluindo irregularidades e fendas, com uma substância mais adaptável". (Nota: A utilização do termo cone vs. ponto, pode ser controversa. Os nossos antepassados referiam-se a estes itens principalmente [guta-percha e prata] como cones. Quando passaram a ser comercializados, o termo ponta passou a ser utilizado, embora este termo se refira apenas à ponta de um objeto e possa ter sido adotado devido ao movimento de dimensionar o objeto em referência ao tamanho da ponta do instrumento utilizado no canal radicular. A transferência exacta da terminologia permanece obscura. Uma preocupação comum que ecoou na literatura inicial foi a necessidade de abordar a complexa anatomia do sistema de canais.[14]

Outros esforços criativos para gerir as irregularidades do canal, ao mesmo tempo que melhoravam o selamento do canal radicular, foram promulgados por Callahan e publicados em 1914. Foi neste ponto histórico, na década de 1920, que a utilização de testes de fuga começou a ser o padrão para determinar o selamento de um sistema de canais radiculares obturados e continuaria a ser utilizado para todas as técnicas e materiais de obturação até que se registou uma preocupação abrupta relativamente à sua validade na década de 1990.[15] Os testes de fuga não se destinavam apenas a determinar o selamento do sistema de canais radiculares, mas eram uma tentativa de controlar as populações bacterianas, especialmente nesta era de infeção focal. Para alcançar este objetivo em conjunto com a obturação, Crane recomendou o método de redução de prata de Howe (Solução de Howe) para preencher os túbulos.[16]

A realização de um tratamento ideal do canal radicular é atribuída a vários factores essenciais, como a instrumentação adequada, a preparação biomecânica, a obturação e, em última análise, dependendo do caso, a restauração pós-endodôntica. O objetivo pertinente deste tratamento é eliminar a entidade microbiana e qualquer predileção futura de reinfeção. Para o conseguir, é necessário um selamento adequado para eliminar qualquer possibilidade de proliferação de bactérias e de ocorrência futura de qualquer patologia. O selante, juntamente com o material obturador sólido, actua em sinergia para criar uma vedação hermética.[7]

A qualidade do selamento obtido com a guta-percha (GP) e os selantes convencionais de óxido de zinco e eugenol (ZOE) está longe de ser perfeita. Além disso, apesar dos seus múltiplos pontos fortes, a combinação de GP e cimento convencional continua a ter as suas próprias deficiências, como a sua incapacidade de fortalecer a raiz, uma vez que não adere à dentina, a incapacidade de controlar a microinfiltração e a solubilidade do cimento torna o prognóstico dilemático e pouco presumível. Embora poucos materiais sejam suficientemente capazes de trocar o GP em múltiplos parâmetros, a investigação continua a encontrar alternativas que possam selar melhor e reforçar mecanicamente as raízes comprometidas, formando monobloco, o que tem sido sugerido para reduzir as vias de entrada bacteriana e fortalecer a raiz até certo ponto. Por conseguinte, foram desenvolvidos vários novos cimentos resinosos para serem utilizados em vez do ZOE, melhorando assim o selamento do canal radicular e conferindo-lhe maior resistência em comparação com os materiais convencionais. Estes incluem cimentos à base de silicone que são bem tolerados pelos tecidos, têm baixa sorção de água e têm potencial para formar monobloco, reforçando assim o canal radicular, cimentos à base de resina epóxida com a possibilidade de adesão à dentina e com taxas mais baixas de solubilidade em água e cimentos à base de agregado de trióxido mineral (MTA) que têm a predileção para a mineralização.

No entanto, os materiais à base de resina e à base de silicone também são solúveis, o que pode pôr em risco uma selagem correta. Embora a solubilidade dos materiais à base de resina seja normalmente inferior à do ZOE (que é referida como estando entre 1% e 7%) e não exceda uma perda de peso máxima de 3% em 24 horas de armazenamento em água destilada (de acordo com as normas para o selante para o tratamento de canais radiculares [7]

Os pilares dentários começaram por ser pinos de ouro inseridos nos dentes, possivelmente com dores consideráveis para os pacientes. Foram utilizados há cerca de 2500 anos nas terras etruscas da antiga Itália. Estes pinos de retenção eram inseridos nos canais radiculares, que provavelmente não estavam tratados, e ancoravam pedaços de marfim esculpido para restaurar a função e a aparência do paciente. Nos últimos 150 anos, aproximadamente, o ouro fundido tem desempenhado um papel significativo na restauração de dentes tratados endodonticamente. Os pilares de ouro eram fundidos através de um processo de cera perdida e encaixavam no espaço do pilar com maior ou menor precisão. Há cerca de 30 anos, foi introduzido o pilar pré-fabricado de aço inoxidável. Era mais forte e mais fácil de encaixar do que o ouro. O pilar de titânio, fabricado a partir de um material ainda mais resistente, foi o próximo a ser utilizado em medicina dentária. Posteriormente, foi introduzido o pilar de fibra de carbono, conhecido menos pela sua resistência do que pela sua capacidade de ser ligeiramente dobrável. No entanto, as fibras de carbono têm a coloração preta do carbono e não eram esteticamente aceitáveis. Foram substituídas com relativa rapidez por vários pinos de vidro e de fibra. Os materiais dos núcleos também evoluíram do ouro para a amálgama, para o ionómero de vidro e, finalmente, para os materiais de resina composta. Os cimentos começaram com materiais de fosfato de zinco e mantiveram-se relativamente inalterados até recentemente, quando os cimentos de resina composta ficaram disponíveis.[7]

MECANISMO DE LIGAÇÃO E ADESÃO

A adesão é um fenómeno complexo que envolve mecanismos físicos e químicos que permitem a fixação de um material a outro. Os sistemas de ligação permitem a resistência à separação entre o substrato e o adesivo e a distribuição de tensões ao longo da interface adesiva. [17]

Além disso, e fundamental para todas as restaurações dentárias, a adesão significa a possibilidade de selar corretamente a interface entre a cavidade e o material de restauração, reduzindo assim o risco de sensibilidade pós-operatória, coloração marginal e cáries recorrentes. [18]

O trabalho revolucionário de Michael Buonocore, há quase 50 anos, marcou o início da medicina dentária "adesiva" bem sucedida. Buonocore conseguiu demonstrar que o tratamento do esmalte com ácido fosfórico resultava numa superfície porosa, que podia ser infiltrada por resina, para gerar uma ligação micromecânica forte. No entanto, a aplicação clínica do condicionamento ácido só foi concretizada 15 anos depois, quando os compósitos de resina se tornaram disponíveis em resultado do trabalho do grupo de Bowen. Em contraste com a ligação micromecânica ao tecido dentário, a ligação química foi desenvolvida por Smith e resultou na introdução do cimento de policarboxilato. [19]

O mecanismo básico de ligação era uma atração iónica entre dois grupos carboxilo (COO-) no cimento e o cálcio (Ca++) no esmalte e na dentina. Os trabalhos posteriores da equipa de Wilson resultaram no início dos cimentos de ionómero de vidro (polialkenoato de vidro), baseados essencialmente no líquido dos cimentos de policarboxilato. Atualmente, os cimentos de policarboxilato são pouco utilizados, uma vez que os ionómeros de vidro têm uma gama mais vasta de aplicações e são mais fáceis de utilizar. [19]

Mecanismo de adesão

1. *Os meios físicos de adesão* (Figura 1A) envolvem a:

a. *Interações de Van der Waals:* Atração entre cargas opostas em iões e dipolos.

b. *Forças de dispersão:* Interação de dipolos induzidos

c. *Ligação de hidrogénio:* É uma ligação particularmente forte e pode ser incluída entre as forças físicas.

2. *Os meios químicos de adesão* (Figura 1B) envolvem forças primárias que são:

a. *Ligação covalente:* Envolve a partilha de electrões entre dois átomos ou moléculas. Representa ligações fortes. A formação de uma ligação covalente liberta uma energia considerável. A ligação covalente está presente em todos os compostos orgânicos.

b. *Ligação iónica:* Envolve uma transferência real de electrões de um átomo para outro. Por exemplo, o mecanismo de adesão por troca iónica nos GIC.

c. *Ligação metálica:* É a ligação química caraterística dos metais em que os electrões móveis são partilhados entre átomos numa estrutura cristalina geralmente estável.

3. *Meios mecânicos de adesão* (Figura 1C): aqui a ligação ocorre devido à penetração de um material noutro a nível microscópico. Por exemplo, nas resinas compostas, a adesão envolve a penetração da resina no esmalte e na dentina e a formação de "tags" de resina.

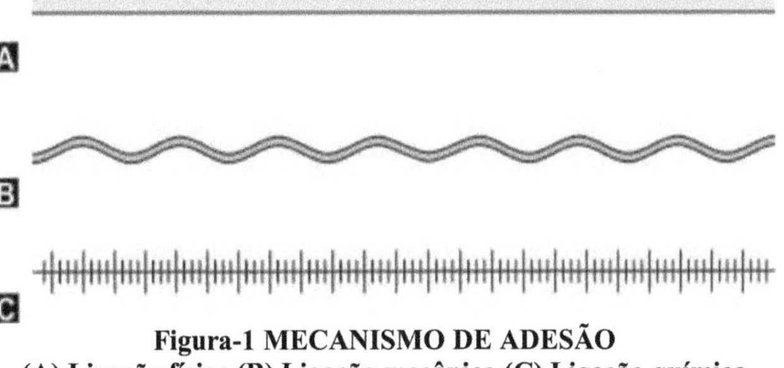

Figura-1 MECANISMO DE ADESÃO
(A) Ligação física (B) Ligação mecânica (C) Ligação química

COLAGEM DE ESMALTE

O esmalte, o tecido mais duro do corpo humano, é constituído por 95% de substância inorgânica mineralizada, a hidroxiapatite, disposta numa estrutura cristalina densa, e por uma pequena quantidade de proteína e água (figura 2 A e B). Para se ligar ao esmalte, é muito importante concentrar-se no componente mineral (hidroxiapatite) do esmalte. Buonocore, em 1955, foi o primeiro a revelar a adesão da resina acrílica ao esmalte condicionado por ácido.[19] Mais tarde, Silverstone revelou que a concentração óptima de ácido fosfórico deveria variar entre 30-40% para obter uma adesão satisfatória no esmalte. Normalmente, utiliza-se ácido fosfórico a 37% durante 15 a 30 segundos. Se a concentração for superior a 50%, o fosfato monocálcico mono-hidratado pode precipitar-se, enquanto que em concentrações inferiores a 30%, o fosfato dicálcico mono-hidratado precipita-se, o que interfere com a adesão.

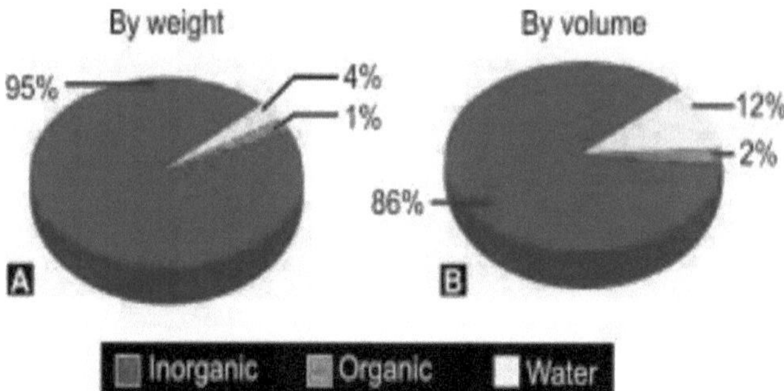

Figura-2 Composição do esmalte (A) Em peso (B) Em volume

Mecanismo de gravura

A gravação do esmalte produz vários efeitos:

1. Limpa os resíduos do esmalte.

2. Produz uma micro topografia tridimensional complexa na superfície do esmalte

3. Aumenta a área de superfície do esmalte disponível para colagem (figura 3).

4. Produz microporos nos quais a resina se encaixa mecanicamente.

5. Expõe a camada superficial mais reactiva, aumentando assim a sua molhabilidade.

Quando observados ao microscópio, são visíveis três tipos de padrões de gravura do esmalte:

Tipo I Desmineralização preferencial do núcleo do prisma do esmalte, deixando intactas as periferias do prisma. Aqui as marcas correspondentes têm forma de cone.

Tipo II Há uma remoção preferencial do esmalte interprismático, deixando intactos os núcleos dos prismas. As marcas de esmalte correspondentes têm a forma de taça.

<u>Tipo III</u> Neste caso, o padrão é menos distinto, incluindo áreas que se assemelham aos padrões dos tipos I e II e áreas que não têm qualquer semelhança com o prisma do esmalte.

Basicamente, o condicionamento ácido cria uma camada microporosa com 5-50 microns de profundidade para a qual flui a resina adesiva. Isto resulta numa ligação duradoura ao esmalte, conseguida através do encravamento micromecânico entre a resina e o esmalte. A força de ligação do esmalte gravado à resina composta varia normalmente entre 15-25 MPa. Entre os factores que afectam a ligação do esmalte estão o seu teor de flúor, a disposição dos cristais e as impurezas, por exemplo, a presença de magnésio e carbonatos nos cristais de hidroxiapatite.

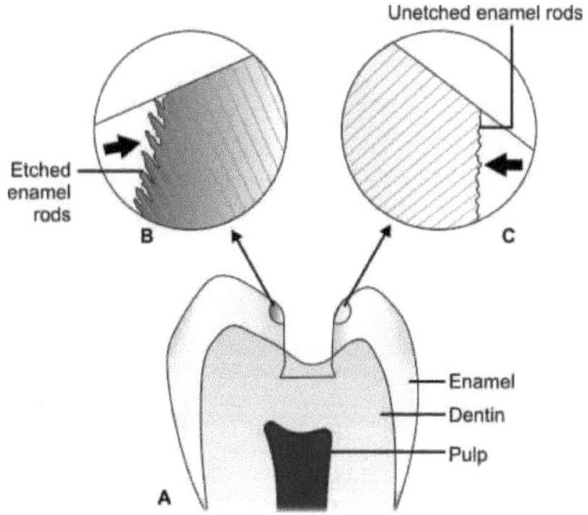

Fig-3 Diferença no aspeto das barras de esmalte condicionadas e não condicionadas

LIGAÇÃO DE DENTINA

A adesão à dentina tem-se revelado mais difícil e menos fiável e previsível do que ao esmalte. Este facto deve-se basicamente às diferenças morfológicas, histológicas e de composição entre os dois (figura 4).

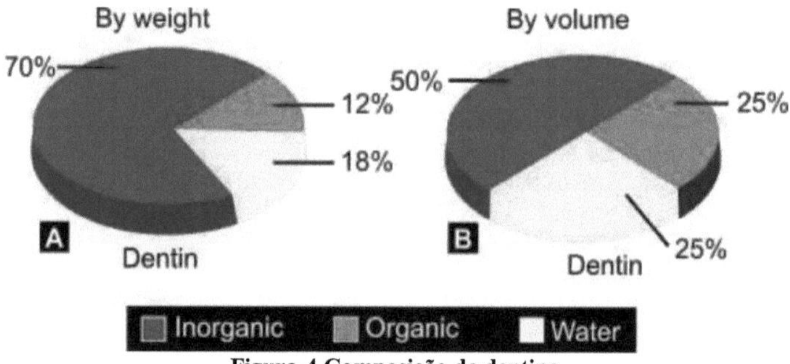

Figura-4 Composição da dentina

Mecanismo de ligação

A molécula adesiva da dentina tem uma estrutura bifuncional:

M————————R————————X

Onde, M é a ligação dupla do metacrilato que copolimeriza com a resina composta.

R é o espaçador que torna as moléculas grandes.

X é um grupo funcional de ligação que se liga à parte inorgânica ou orgânica da dentina.

Idealmente, um agente de ligação à dentina deve ter extremidades hidrofílicas e hidrofóbicas. A extremidade hidrofílica desloca o fluido dentinário, para humedecer a superfície. A extremidade hidrofóbica liga-se à resina composta. A ligação à parte inorgânica da dentina envolve a interação iónica entre o grupo carregado negativamente em X (por exemplo, fosfatos, aminoácidos e aminoálcoois, ou dicarboxilatos) e os iões de cálcio carregados positivamente. Os sistemas de ligação comummente utilizados recorrem à utilização de fosfatos. A ligação à parte orgânica da dentina envolve a interação com grupos amino (- NH), hidroxilo (-OH), carboxilato (-COOH), amida (-CONH) presentes no colagénio dentinário. Os agentes de ligação da dentina têm isocianatos, aldeídos, anidridos de ácidos carboxílicos e cloretos de ácidos carboxílicos que extraem hidrogénio dos grupos acima mencionados e se ligam quimicamente.

Resistência das ligações

Na maior parte da literatura sobre materiais dentários, os sistemas de ligação têm sido comparados pelas suas resistências ao cisalhamento. No entanto, deve saber-se que as resistências de união em laboratório não prevêem abertamente o desempenho clínico. Num teste típico, os dentes humanos ou bovinos extraídos são esmerilados, é aplicado um sistema adesivo e um pilar de resina composta é colado à superfície. Uma força de carga é útil para cisalhar ou extrair o compósito da dentina. Os testes laboratoriais geralmente ignoram os efeitos especiais da contração da polimerização, da pressão pulpar, do fluido dentinário e da flexão do dente. Os testes de resistência de união não são totalmente desprovidos de valor, mas à medida que mais e mais dados são gerados por vários laboratórios, é possível estabelecer uma ordem de classificação aproximada dos adesivos e fornecer uma base sólida para prever o desempenho clínico .[20]

Um estudo atual de adesivos de dentina de quarta geração relatou resistências de ligação à dentina primária entre 9,9 e 17,9 MPa. [21]

As limitações da colagem de dentina

A partir da literatura restauradora, sabemos que os materiais de ligação à dentina são amplamente utilizados, mas têm limitações. Muitas das limitações estão relacionadas com a contração da polimerização. Quando os materiais à base de resina polimerizam, as moléculas individuais de monómero unem-se para formar cadeias que se contraem à medida que as cadeias crescem e se entrelaçam, e a massa sofre uma contração volumétrica. Os materiais de restauração à base de resina sofrem uma contração de 2 a 7%, dependendo do volume ocupado pelas partículas de carga e do método de teste. A força de contração da polimerização excede frequentemente a força de ligação dos adesivos à dentina, resultando na formação de fendas ao longo das superfícies com as ligações mais fracas. A separação ocorre frequentemente dentro da camada híbrida, mas pode ocorrer noutras áreas. As resinas em camadas finas geram forças muito elevadas de contração de polimerização.[22]

O sistema de canais radiculares tem uma geometria desfavorável para a adesão de resina. O fator de configuração ou fator C, a relação entre as superfícies de resina ligadas e não ligadas, é frequentemente utilizado como uma medida quantitativa da geometria da preparação da cavidade para a ligação. Quanto maior for a percentagem de superfícies não aderentes, menor será a tensão exercida sobre as superfícies aderentes devido à contração da polimerização. As superfícies não ligadas permitem a deformação plástica ou o fluxo dentro da massa de resina durante a polimerização. Uma preparação de cavidade de classe 5, por exemplo,

tem uma geometria favorável com um rácio de aproximadamente 1:1.[22]
Praticamente todas as paredes de dentina têm uma parede oposta e há um mínimo de superfícies não aderidas. Qualquer rácio superior a 3:1 é considerado desfavorável para a adesão. Devido a esta geometria desfavorável, não é possível obter o monobloco sem espaços sugerido nos anúncios de alguns produtos. As lacunas interfaciais estão praticamente sempre presentes em restaurações coladas em dentisteria restauradora, materiais obturadores e pilares colados, e a formação de lacunas aumenta com o tempo. [23] Outra limitação da adesão à dentina é a deterioração da ligação da resina com o tempo. A perda de resistência da ligação é detetável pela primeira vez no laboratório aos 3 meses. A fuga interfacial aumenta à medida que a ligação se degrada. Foi demonstrado que as forças funcionais contribuem para a degradação da ligação de resina em aplicações de restauração. Isto também é indubitavelmente verdade no sistema de canais radiculares, onde as forças de torção e flexão exercem pressão sobre a interface dentina/resina repetidamente durante a função e a parafunção. O stress repetido causa microfracturas e fissuras na resina[24] . A resina não polimerizada também contribui para a quebra da ligação. Os adesivos de três passos de condicionamento ácido e enxaguamento apresentam menos degradação do que os outros adesivos.[25]
Um dos factores mais importantes na força e estabilidade da ligação resina/dentina é a completa infiltração da resina na dentina desmineralizada. Se a resina não se infiltrar completamente, o movimento de fluidos entre a camada híbrida e a dentina não afetada acelera a degradação da ligação. A entrada de água pode causar hidrólise e plastificação dos componentes da resina. A plastificação é um processo

em que os fluidos são absorvidos pelas resinas, fazendo-as inchar, resultando na degradação das suas propriedades mecânicas.[26]

A hidrólise pode quebrar as ligações covalentes entre as fibrilas de colagénio e os polímeros de resina. Este processo é reforçado por enzimas libertadas pelas bactérias e pela própria dentina. Os produtos de degradação difundem-se para fora da área interfacial, o que enfraquece a ligação e permite a entrada de mais fluido. Pensa-se que a degradação do colagénio ocorre através de metaloproteinases da matriz derivadas do hospedeiro (MMPs) que estão presentes na dentina e são libertadas lentamente ao longo do tempo. As MMPs também são libertadas pelas bactérias, juntamente com outras enzimas, mas as bactérias não são necessárias para que ocorra a degradação do colagénio.[27] É interessante notar que a clorexidina é um inibidor de MMP que pode parar a degradação da camada híbrida in vivo. Poderá ser possível incorporar inibidores de MMP em futuros sistemas de resina adesiva.[28] Os sistemas adesivos que são mais eficazes desmineralizam até à profundidade adequada e depois infiltram até à profundidade total da desmineralização. Tempos de condicionamento prolongados podem criar uma zona desmineralizada que é demasiado profunda para uma infiltração eficaz da resina, resultando numa ligação mais fraca e numa degradação acelerada. Foi encontrada uma zona desmineralizada de cerca de 10 micrómetros quando foi utilizada uma imersão de 5 minutos de MTAD antes dos procedimentos de ligação, resultando numa infiltração incompleta da resina. A eficácia da desmineralização/infiltração varia com cada sistema adesivo dentinário, o que ajuda a explicar a grande variabilidade registada na literatura.[29]

DIFERENÇA ENTRE A COLAGEM NA DENTINA CORONAL E NA DENTINA RADICULAR

A adesão é um fenómeno complexo que envolve mecanismos físicos e químicos que permitem a fixação de um material a outro. Os sistemas de adesão permitem a resistência à separação entre o substrato e o adesivo e a distribuição de tensões ao longo da interface adesiva. Além disso, e fundamental para todas as restaurações dentárias, a adesão significa a possibilidade de selar corretamente a interface entre a cavidade e o material de restauração, reduzindo assim o risco de sensibilidade pós-operatória, coloração marginal e cáries recorrentes. [30]

Vários investigadores estudaram a composição e a estrutura da dentina radicular e encontraram pequenas diferenças em relação à dentina coronal. No terço apical da raiz, há menos túbulos dentinários e, consequentemente, menos formação de tags de resina durante os procedimentos de colagem. Esta é uma caraterística potencialmente positiva se os materiais adesivos puderem ser aplicados de forma eficaz, porque mais dentina intertubular está disponível para hibridização. Como foi referido anteriormente, os tags de resina contribuem apenas ligeiramente para a resistência de união. Em algumas áreas apicais a dentina é irregular e desprovida de túbulos. Após os procedimentos de adesão, alguns autores verificaram que a camada híbrida era mais fina nas áreas apicais e outros não encontraram qualquer diferença. Os resultados variaram consoante os produtos utilizados.[31]

Estas diferenças parecem ser de pouca importância porque a espessura da camada híbrida não demonstrou influenciar a capacidade adesiva. Alguns autores relataram resistências de adesão mais elevadas à dentina no terço apical, outros relataram resistências de adesão mais baixas e outros relataram pouca diferença. Os resultados variam consoante o sistema adesivo utilizado. Dois estudos relataram resistências de adesão mais elevadas na câmara pulpar do que na dentina cervical. É possível obter elevadas resistências de união iniciais (23,5 MPa) com dentina radicular, e são comparáveis às relatadas para dentina coronal.[32]

Um artigo recente relatou que a dentina radicular no terço apical é frequentemente esclerótica e os túbulos são preenchidos com minerais que se assemelham aos da dentina peritubular. Este processo inicia-se na terceira década de vida e progride no sentido apical-coronal. É um impedimento potencial para a adesão efectiva da dentina e exigirá uma investigação mais aprofundada, mas desde que haja dentina intertubular adequada disponível, poderá não ser um achado significativo. Neste momento, considerando a literatura como um todo, parece não haver impedimentos de composição ou estruturais para a adesão à dentina radicular [33]

<u>COLAGEM À DENTINA INTRARADICULAR</u>

A elevada perda estrutural dentária é frequente em dentes tratados endodonticamente. Dependendo da quantidade de estrutura coronal destruída, pode ser necessário utilizar um retentor intrarradicular com o objetivo principal de melhorar a retenção e a estabilidade das restaurações diretas e indirectas dos tecidos orais.[34]

Muitas investigações têm sido realizadas para determinar a estratégia que torna este complexo (raiz, pino e núcleo, sistema adesivo, cimento e coroa) mais durável e resistente às pressões e tensões mastigatórias. A seleção do material deve basear-se em qualidades semelhantes às da dentina radicular, uma vez que isso pode promover a distribuição do stress transmitido ao canal radicular, diminuindo a probabilidade de fracturas catastróficas.[35]

A densidade média dos túbulos dentinários que correm em linha reta na dentina radicular é significativamente mais baixa do que a dos túbulos dentinários coronais que correm em forma de "s". Sabe-se que a interação dos adesivos dentinários com locais distintos da dentina é afetada por alterações na densidade e forma dos túbulos dentinários.[36]

Numa tentativa de encurtar os processos e simplificar os procedimentos clínicos de colagem, foram desenvolvidas novas soluções adesivas. Um dos problemas para os fabricantes de sistemas adesivos tem sido, e continua a ser, a criação de agentes adesivos que adiram com igual eficácia a várias superfícies dentárias.[37]

A existência de túbulos dentinários que se estendem desde a polpa até ao cemento caracteriza a dentina radicular, resultando num tecido permeável e húmido. Existem pequenas diferenças entre a dentina coronal e a dentina radicular. A quantidade, a densidade e o diâmetro dos túbulos dentinários, que diminuem na direção apical, bem como a quantidade de dentina intertubular, desempenham um papel importante nestas discrepâncias. A dentina é mais irregular e translúcida na área apical, com túbulos dentinários escleróticos que são destruídos por minerais que se assemelham à dentina peritubular, ou completamente ausentes. Além disso, ao longo do comprimento da polpa, uma camada de matriz orgânica não mineralizada, conhecida como pré-dentina, entra em contacto direto com a polpa.[38]

Factores que afectam a adesão à dentina intraradicular

Smear layer em dentes sem polpa

Os resíduos de dentina, esmalte e/ou cimento são depositados na superfície da dentina quando esta é cortada por dispositivos rotativos ou manuais, produzindo uma camada. Esta camada amorfa, vulgarmente conhecida como smear layer, é composta principalmente por hidroxiapatite e colagénio desnaturado, com bactérias, saliva, fragmentos de instrumentos rotativos e cimentos temporários.[39]

Após a instrumentação com limas endodônticas, uma camada de esfregaço é aderida à superfície da dentina intraradicular. Ela adere firmemente às paredes da raiz, especialmente na área apical. A smear layer radicular contém resíduos de tecido pulpar viável e/ou necrótico, proteínas coaguladas, células sanguíneas e bactérias, e é muito semelhante à smear layer coronal. O tipo de instrumento utilizado, os parâmetros anatómicos do canal radicular e as soluções de irrigação têm impacto na sua composição.[40]

Em termos de endodontia, a remoção da smear layer reduz os microrganismos e as reinfecções, aumentando a permeabilidade da dentina e permitindo uma melhor difusão do cimento endodôntico. Isto leva a um melhor selamento do canal radicular pelos cimentos, bem como a uma maior obturação endodôntica.[41]

A eliminação da smear layer aumenta a permeabilidade da dentina, permitindo uma maior penetração dos monómeros adesivos entre as fibras de colagénio desmineralizadas, resultando numa camada de hidreto de maior qualidade. É importante salientar que os resíduos de guta-percha plastificada podem ser integrados à smear layer em dentes que receberão pinos intrarradiculares, dificultando significativamente a remoção.[42]

Dependendo da técnica adesiva a ser utilizada, esta camada de smear layer do preparo intrarradicular também deve ser parcial ou totalmente removida (etch-rinse ou self-etch). A manutenção desta camada tem um impacto negativo na adesão dos pinos à dentina intraradicular.

Soluções de irrigação utilizadas em endodontia

A instrumentação ou a água, por si só, não são eficazes na remoção da smear layer. Devido às suas propriedades antibacterianas, solventes e quelantes, as soluções de irrigação utilizadas durante a terapia endodôntica, que têm como principal objetivo a limpeza do canal radicular, podem ajudar na diminuição e eliminação da smear layer. Por outro lado, a utilização de soluções de irrigação pode afetar as propriedades físico-químicas da dentina, tais como a molhabilidade, a rugosidade, a penetrabilidade do cimento na dentina e a microdureza.[43]

A remoção de componentes orgânicos e inorgânicos da camada de esfregaço é auxiliada por soluções como o hipoclorito de sódio (NaOCl), o ácido etileno diamino tetraacético (EDTA), o gluconato de clorexidina (CHX) e o ácido peracético (PAA). São utilizados durante e após a instrumentação endodôntica para melhorar a eficiência de corte dos instrumentos. A natureza química, a quantidade, a temperatura, a duração do contacto, a idade e a tensão superficial destas soluções influenciam a sua eficácia[44]

Selantes endodônticos

Os selantes com eugenol nas suas composições são os que mais inibem a polimerização dos materiais à base de resina. O grupo hidroxila do eugenol está envolvido na reação química negativa, que tende a limitar a reatividade dos radicais livres produzidos durante a polimerização da resina, reduzindo o grau de conversão. Estudos sugerem a limpeza desse composto fenólico das paredes radiculares do preparo intrarradicular com álcool, detergente e/ou ácido fosfórico, imediatamente após a obturação endodôntica. Esses métodos auxiliam na remoção de detritos da camada de óleo de eugenol antes da realização de operações adesivas.[45]

Os selantes à base de eugenol podem ser substituídos por cimentos de hidróxido de cálcio. Estes cimentos, por outro lado, têm sido relacionados com uma força adesiva reduzida. Quando se utiliza um cimento à base de hidróxido de cálcio, o pino deve ser aderido ao canal radicular imediatamente após a sua obturação. De acordo com a investigação, o tipo de selante (com ou sem eugenol) e a duração da cimentação não têm influência na retenção de pinos de fibra colados com cimentos de cimentação à base de resina, sendo o elemento mais significativo a obtenção de uma superfície radicular efetivamente limpa.[46]

Configuração da cavidade

O fator de configuração da cavidade, muitas vezes conhecido como o fator "C", é uma medida quantitativa da geometria da preparação da cavidade para a adesão. É o rácio entre a área de superfície de dentina ligada e não ligada numa cavidade. Quando um material à base de resina é polimerizado, a resina sofre uma contração volumétrica, o que pode levar a problemas de interface adesiva.[47]

Uma vez que a retração da polimerização da resina é inevitável, as cavidades com um fator C de configuração elevado são mais propensas a dificuldades adesivas. Uma vez que o desenho da cavidade inclui poucas interfaces livres, uma preparação intraradicular tem um fator C elevado (cerca de 200 a 500).[46] Devido a esta disposição, a dissipação das tensões geradas pela polimerização do cimento resinoso adesivo é mais difícil, o que pode resultar em falhas de adesão e na formação de fracturas ao longo de todo o comprimento da interface adesiva. Em postes colados, foram observadas lacunas interfaciais, que aumentaram de tamanho ao longo do tempo.[48]

Um cimento de cimentação à base de resina não pode ser injetado e fotopolimerizado de forma incremental como nas restaurações diretas de resina composta devido à forma indesejável da cavidade. Além disso, a espessura e a viscosidade do cimento resinoso adesivo têm um papel na contração da polimerização. Para limitar as consequências da contração da polimerização, a investigação propõe a redução da espessura da camada de cimento resinoso adesivo. O volume de cimento resinoso adesivo é reduzido quando a espessura desta camada é reduzida, resultando em contração volumétrica.[45,46]

Controlo da humidade e da área operativa

A cimentação adesiva com resina é geralmente considerada um processo sensível à humidade. Apesar do facto de os dentes tratados endodonticamente terem menos humidade do que os dentes saudáveis, a dentina sem polpa requer os mesmos cuidados que os dentes saudáveis durante os procedimentos adesivos. Isto porque o controlo da humidade é necessário para uma adesão eficaz e duradoura.[40]

Isolamento absoluto, secagem do preparo com pontas de papel absorvente, aspiração eficaz, utilização de táticas de cimento resinoso de polimerização dual que ajudam a preservar uma região mais adequada, ideal para um procedimento adesivo adequado.[49]

MONOBLOC

A PALAVRA MONOBLOCO SIGNIFICA "UMA ÚNICA UNIDADE COESA".

A palavra Monobloco está familiarizada na medicina dentária desde a era da introdução da tecnologia adesiva na endodontia.

Foi o Dr. Pierre Robin, no ano de 1902, que introduziu o conceito de Monobloco na ortodontia, onde o tratamento de pacientes com síndrome era efectuado com aparelhos acrílicos removíveis superiores e inferiores unificados e, mais tarde, este aparelho recebeu o seu nome. No entanto, na Endodontia, foi Franklin R Tay que introduziu o conceito de monobloco.[50]

Em endodontia, o termo monobloco é utilizado para designar um cenário em que o espaço do canal é perfeitamente preenchido com uma massa sólida, sem espaços vazios, que consiste em diferentes materiais e interfaces com as supostas vantagens de melhorar simultaneamente a vedação e a resistência à fratura dos canais preenchidos. Este preenchimento de massa sólida sem lacunas pode implicar um material obturador do canal radicular ou um sistema de pino e núcleo.[51]

Os primeiros pré-requisitos são: os materiais que constituem um monobloco devem ter a capacidade de se ligarem forte e mutuamente uns aos outros, bem como ao substrato que o monobloco se destina a reforçar. Em segundo lugar, estes materiais devem ter um módulo de elasticidade semelhante ao do substrato.[52]

Os monoblocos são classificados como monoblocos primários, monoblocos secundários e monoblocos terciários pelo Dr. Franklin Tay (figura 5). Esta classificação foi efectuada de acordo com o número de interfaces entre o núcleo do material a granel e o substrato de ligação[50] (figura 6).

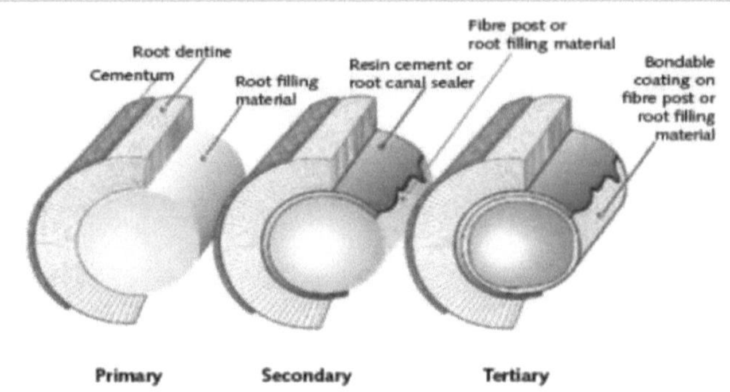

FIGURA-5 CLASSIFICAÇÃO DOS MONOBLOCOS

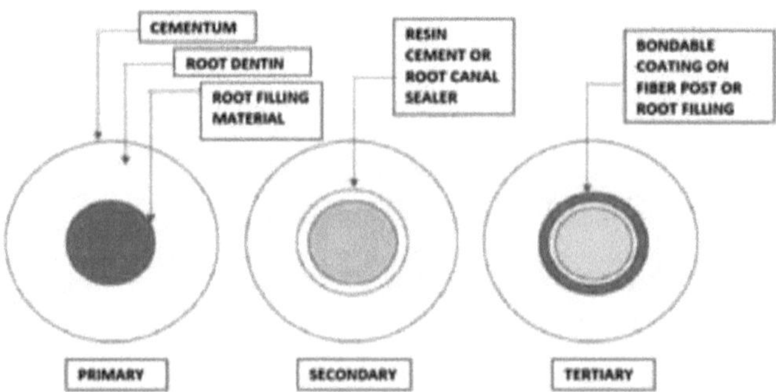

FIGURA 6- ILUSTRAÇÃO EM CORTE TRANSVERSAL DEMONSTRANDO OS TIPOS DE MONOBLOCOS.

Monoblocos primários

Um monobloco primário tem apenas uma interface que se estende circunferencialmente entre o material e a parede do canal radicular. Um exemplo clássico de monobloco primário é a utilização do cimento Hydron. No final dos anos setenta, um material de obturação radicular contendo 2-hidroxil etil metacrilato (HEMA), Hydron (hydron Technologies, Inc., Pompano Beach, Flórida, EUA) foi comercializado para obturação em massa de canais radiculares.

A polimerização do HEMA ocorre na presença de água. Forma hidrogéis macios que são altamente permeáveis e lixiviáveis. Muitos estudos demonstraram que os canais radiculares preenchidos com Hydron apresentavam fugas extensas.[52]

Além disso, os estudos revelam que as raízes dos dentes tratados endodonticamente têm mais tendência para fraturar. (Grandini S)[53] (Harpreet Singh)[54] (Islam I)[55] (Jensen, SD).[56] Isto pode dever-se ao facto de ser a quantidade de estrutura dentária intacta que determina a resistência de um dente tratado com canal radicular. Para reforçar a raiz, o material de preenchimento da raiz e o da dentina devem ter um módulo de elasticidade semelhante, ou seja, 14.000 MPa. O módulo de elasticidade do Hydron varia entre 180 e 250 MPa. Com esta comparação clara, é óbvio que o primeiro Hydron monobloco utilizado nos canais radiculares não conseguiu reforçar o canal radicular devido à falta de resistência e rigidez adequadas. (Khatavkar RA)[57] Esta desvantagem considerável levou a avanços no desenvolvimento de monoblocos secundários.

Outro material utilizado como monobloco primário é o agregado de trióxido mineral (MTA, Dentsply Tulsa Dental, Tulsa, OK). O MTA é utilizado como um material de apexificação e fortalece as raízes dentárias imaturas. A composição principal do MTA é o cimento Portland com adição de óxido de bismuto, que lhe confere radiopacidade. Como o cimento Portland é um material inorgânico, sofre retração química após a hidratação. Também ocorre uma certa retração volumétrica durante a presa do MTA. Não existe ligação do MTA à dentina. Os iões de cálcio e hidroxilo libertados do MTA interagem com o fluido corporal sintético contendo fosfato dos depósitos interfaciais tipo apatite. As lacunas induzidas durante a fase de contração do material são preenchidas por estes depósitos. Assim, a falta de ligação do MTA à dentina, e o facto de ter uma elevada rigidez em compressão, mas pouca resistência em tensão, leva à incapacidade do MTA para fortalecer as raízes.

Assim, devido à falta de resistência e rigidez suficientes, que constituem o principal inconveniente do Hydron, e à incapacidade do MTA para reforçar as raízes, foi possível desenvolver monoblocos secundários. [52]

Monoblocos secundários

Os monoblocos secundários têm duas interfaces. A primeira interface é entre o material do núcleo e o cimento. A segunda interface é entre o cimento e a dentina. No caso de canais radiculares obturados com guta percha, estão presentes duas interfaces, uma entre o cimento e as pontas de guta percha e outra entre as paredes do canal e o cimento.[50]

Para que o monobloco funcione como uma unidade única, deve cumprir dois pré-requisitos, ou seja, o monobloco deve ligar-se fortemente ao substrato que pretende reforçar, bem como entre os constituintes do próprio monobloco. Os constituintes do monobloco e o substrato devem ter um módulo de elasticidade semelhante. As pontas de guta percha têm um módulo de elasticidade 175-230 vezes inferior ao da dentina, o que as torna demasiado plásticas para reforçar as raízes. Por isso, foi no ano de 2004 que o conceito de monobloco ressurgiu com a introdução de materiais de obturação radicular aderentes. Estes materiais de obturação coláveis foram vistos como substitutos da guta-percha para obturação. (Lang H)[58]

As obturações dos canais radiculares, apesar da fraca ligação entre os selantes e a dentina, podem ser consideradas como sistemas monobloco secundários. Mas é um facto que não se trata de uma unidade homogénea. (Lee KW).[59]

Os cimentos de ionómero de vidro convencionais e modificados por resina são também utilizados como selantes de canais radiculares. (Lertchirakarn V)[60] (Lertchirakarn V).[61] Estes cimentos aderem à dentina radicular, mas não à guta-percha. Além disso, como mencionado anteriormente, o módulo de elasticidade da guta-percha é muito inferior ao da dentina, tornando-a incapaz de reforçar as raízes após o tratamento do canal radicular. (Li LL)[62] (Monticelli F)[63] (Nakashima M)[64] (Raina R)[65.] Até à data, o Resilon é o único material de obturação radicular aderente. É aplicado utilizando um selante à base de metacrilato na dentina radicular tratada com um primário autocondicionante. As interfaces presentes são, em primeiro lugar, entre a dentina preparada e o selante e, em segundo lugar, entre o selante e o Resilon. Por conseguinte, o Resilon é considerado como um monobloco secundário.

Os sistemas de obturação à base de Resilon estão disponíveis em pontos padronizados que correspondem a instrumentos endodônticos e em vários cones, ou seja, 2, 4 ou 6% e também disponíveis como pontos não padronizados X-fino, fino-fino, médio-fino, fino, fino-médio, médio, médio-grande e grande, bem como pellets para utilização com sistema de entrega termoplastificado na gama de (105-150°C). Podem ser utilizadas várias técnicas, como o método de cone único, a condensação lateral a frio e as técnicas termoplásticas para colocar este material no canal, com os mesmos instrumentos e dispositivos que são utilizados para a condensação de guta-percha.

Uma investigação publicada recentemente indicou ainda que não existe diferença entre o Resilon e a guta-percha no fortalecimento e reforço de raízes imaturas. [52]

Monobloco terciário

Os monoblocos terciários têm uma terceira interface entre o material do pilar e o substrato de ligação. Exemplos de sistemas monobloco terciários incluem Endorez, pilares de fibra e silano externo. A interface terciária introduzida nos pilares de fibra revestidos com resina composta não polimerizada causa problemas, uma vez que se formam lacunas entre o pilar de fibra e o revestimento de resina durante a polimerização da resina. (Teixeira FB).[66] Estes espaços acabam por provocar a deslocação do pilar de fibra.

A introdução de uma interface terciária é complexa, pois existem lacunas entre o poste de fibra e o compósito de revestimento. Essas lacunas podem aumentar a tensão e resultar em eventual falha adesiva e deslocamento do poste de fibra do compósito de revestimento. [56]

Material de obturação como o EndoRez, que é uma guta-percha convencional revestida com um revestimento de resina patenteada. Este revestimento é criado através da reação de um dos grupos isocianato de um di-isocianato com o grupo hidroxilo de um polibutadieno terminado em hidroxilo, uma vez que este último é ligado ao componente hidrofóbico poliisopreno dos cones de guta-percha. Segue-se o enxerto de um grupo funcional de metacrilato hidrofílico no outro grupo isocianato do diisocianato, produzindo um revestimento de resina de guta-percha que é ligado a um selante de resina hidrofílico de cura dupla à base de metacrilato.[67]

Neste sistema, a dentina radicular não é preparada com um adesivo, uma vez que a adesão depende da penetração do selante nos túbulos dentinários.

Outro monobloco terciário é o ActiV GP. Neste caso, as superfícies dos cones de guta-percha são revestidas com cargas de ionómero de vidro, tornando a guta-percha mais rígida. (Williams C).[68] Agora, estes cones de guta-percha mais rígidos actuam como cone de enchimento cónico e como cone de suporte. (Wu MK).[69] O selamento coronal da ActiV GP foi avaliado e verificou-se que o selamento coronal da ActiV GP não era tão bom como o das pontas GP convencionais. Isto pode dever-se ao revestimento de ionómero de vidro à volta do ponto GP no ActiV GP. Assim, é pouco provável que o ActiV GP reforce os dentes tratados endodonticamente.

Controvérsias e conclusões

A ambição de poder unir um canal desde a constrição menor até ao orifício do canal e até à superfície oclusal é, sem dúvida, um objetivo desejável e deve ser perseguido. No entanto, atualmente, o conceito de monobloco não é isento de controvérsia. Em primeiro lugar, as resinas disponíveis atualmente para obturação dos canais radiculares têm um módulo de elasticidade muito inferior ao da dentina. Nestas circunstâncias, parece altamente improvável que estes materiais contribuam para o reforço da raiz. Em segundo lugar, a ideia do monobloco baseia-se no pressuposto de que uma melhor ligação dentro dos canais conduziria a um bom selamento. No entanto, as boas resistências de ligação dos materiais adesivos podem não implicar ou equivaler a uma boa capacidade de selamento. Finalmente, embora a conceção de uma obturação radicular unitária constitua a pedra angular na obtenção do "efeito monobloco", todos os materiais de obturação radicular utilizados atualmente requerem interfaces adicionais. Diz-se que o futuro da Endodontia é a colagem. O que resta saber é se estes materiais substituem os materiais convencionais ou se simplesmente existem em paralelo como uma opção alternativa.[51]

RESINA COMO VEDANTES

Os selantes de canais radiculares têm várias funções importantes que incluem

i.   selagem de espaços vazios e forames múltiplos, canais acessórios patentes

ii.   criar uma ligação entre o material de enchimento do núcleo e a parede do canal radicular,

iii.   proporcionando um efeito lubrificante durante a colocação do núcleo de enchimento e retendo quaisquer bactérias remanescentes.

Devido à relativa importância biológica e técnica dos selantes, as suas propriedades químicas e físicas têm sido objeto de um debate considerável desde o seu desenvolvimento inicial no início do século XX.[70]

PROPRIEDADES DOS VEDANTES

Um cimento endodôntico ideal proporciona uma vedação microscópica completa, de modo a que os micróbios não possam passar através do sistema de canais radiculares; possui atividade antimicrobiana contra uma gama de micróbios periodontais comuns, e atinge estes objectivos sem causar uma resposta inflamatória nos tecidos do hospedeiro ou demonstrar citotoxicidade. Os selantes contemporâneos são excelentes nalguns critérios, mas ficam aquém quando avaliados em relação a todos eles. As normas ADA 57 e International Organization for Standardization (ISO) 6876[71] fornecem alguns testes úteis para medir os atributos do selante, mas estes testes não são suficientes para determinar o desempenho de um selante em relação a outro. De acordo com os métodos apresentados nos documentos, os ensaios antimicrobianos não fazem parte destas normas e a norma ISO 7045 é utilizada para os ensaios de biocompatibilidade. Segue-se uma proposta de lista modificada de critérios para um cimento endodôntico:

1. fazer uma vedação hermética,

2. contêm pós finos, de preferência para acomodação anatómica,

3. radiopacidade,

4. dimensionalmente estável, com alterações limitadas antes e depois da colocação,

5. cor estável,

6. bacteriostático ou antibacteriano,

7. se fixam suficientemente devagar para o procedimento de obturação,

8. insolúvel nos fluidos dos tecidos,

9. biocompatíveis, incluindo não mutagénicos, não sensibilizantes e não citotóxicos após a aplicação,

10. suscetível de ser removido para retratamento por meios químicos ou mecânicos,

11. preferencialmente bioactivos, estimulando a formação de hidroxiapatite em contacto com os fluidos corporais.[72]

CLASSIFICAÇÃO DOS SELANTES ENDODÔNTICOS:

1. Os selantes endodônticos podem ser classificados em várias categorias:

2. Selantes à base de óxido de zinco e eugenol (tubliseal, fórmula de grossman, roth's 801)

3.   Selantes à base de hidróxido de cálcio (sealapex, apexit)

4.   Selantes à base de ionómero de vidro

5.   Selantes à base de resina (AH Plus, AH26, Diaket, Epiphany, Endorez,

Hydron).

SELANTES À BASE DE RESINA:

Existem dois tipos de vedantes à base de resina, nomeadamente à base de resina epóxida e à base de resina de metacrilato.

Necessidade de selantes à base de resina: O cimento à base de resina tem a propriedade desejável de criar monobloco no canal radicular. Foram utilizadas várias estratégias para criar o monobloco do canal radicular. Revestimento da guta percha com adesivo de polibutadieno-di-isocinato-metacrilato, que tem uma porção hidrofílica compatível com a resina de metacrilato e uma porção hidrofóbica compatível com o substrato de poli-isopreno da guta percha, o que leva a uma forte união entre a guta percha e o adesivo de resina, levando à formação do monobloco do canal radicular para obter uma ligação total e, por conseguinte, uma vedação total do espaço do canal. Utilização de uma mistura de resina contendo policaprolactona e dimetacrilato para formar um compósito termoplástico preenchido (Resilon) que pode ser utilizado como material de obturação radicular alternativo em vez da guta percha.[73]

PROPRIEDADES DOS VEDANTES À BASE DE RESINA:
RADIOPACIDADE:

A radiopacidade é considerada uma das propriedades mais importantes de um cimento para canal radicular. Os cimentos dos canais radiculares devem ser suficientemente radiopacos para serem distinguidos das estruturas anatómicas adjacentes durante a radiografia. Isto permite avaliar a precisão e a qualidade da obturação radicular através de um exame radiográfico. 3,00 mm de alumínio é o padrão de referência de radiopacidade mínima para um cimento de canal radicular. O AH PLUS tem uma maior radiopacidade quando comparado com o AH26 devido à sua estabilidade de cor e tonalidade, o que o torna o material de eleição quando é exigida uma estética elevada (AH Plus - 13,6/mm de espessura de Al, AH26 - 9,3, Diaket - 4,0). O Ephiphany tem a maior radiopacidade entre outros selantes de mitacrilato (Epiphany - 6.1)[74]

SOLUBILIDADE:

A solubilidade é a perda de massa de um material durante um período de imersão em água. A solubilidade de um cimento para canal radicular não deve exceder 3% em massa. Um selante de canal radicular altamente solúvel facilitaria a formação de lacunas no interior e entre o material e a dentina radicular, rompendo o selamento, proporcionando assim espaço para fugas da cavidade oral para os tecidos periapicais. O AH26 não é sensível à humidade, tem uma solubilidade baixa e pode mesmo endurecer debaixo de água (AH Plus - aprox. 1%, AH26 - aprox. 3%, Diaket - aprox. 2%). Embora a baixa solubilidade seja uma vantagem, a extrusão destes selantes não é reabsorvida. A extrusão para o canal alveolar inferior pode causar parestesia e dor.[75]

FLUXO:

O fluxo é uma propriedade crucial que permite ao cimento preencher áreas inacessíveis, tais como as irregularidades e fendas estreitas da dentina, istmo, canais acessórios e espaços vazios entre o cone principal e os cones acessórios. A taxa de fluxo de um cimento para canal radicular deve ser de 20 mm ou superior. Os factores que afectam significativamente a taxa de fluxo são a taxa de cisalhamento, a temperatura, o tamanho das partículas e o tempo de mistura. O AH Plus tem um melhor caudal em comparação com o AH26 devido à menor espessura da película.

ADESÃO:

A adesão do cimento do canal radicular é a capacidade de um cimento aderir à superfície dentinária dissimilar do canal radicular e promover a adesão dos cones de Gutta percha entre si e à parede dentinária. O termo *adesão* deve ser substituído por *ligação* no caso dos cimentos para canais radiculares, porque o princípio de ligação subjacente às substâncias envolve forças mecânicas de interação e não atração molecular. Nos testes comuns de microinfiltração e de resistência de união, o potencial de adesão do material de obturação do canal radicular é normalmente considerado, uma vez que não existe um teste padrão para medir a adesão do cimento à dentina radicular. A solubilidade e a capacidade de ligação à dentina e ao material de obturação afectam a capacidade de selagem de um cimento. O Endorez forma longos "tags" de resina e proporciona uma melhor adesão devido à penetração efectiva nos túbulos dentinários.[75]

BIOCOMPATIBILIDADE:

O AH26 revelou uma elevada citotoxicidade em culturas de fibroblastos de rato diretamente após a mistura devido à sua libertação inicial de formaldeído. Esta reação foi significativamente menor quando o material foi testado 7 dias após a mistura. A elevada citotoxicidade inicial foi explicada pela formação de formaldeído durante a reação de endurecimento. A irritação da mucosa oral ocorre em contacto com o cimento não endurecido com AH-Plus. O Epiphany tem uma biocompatibilidade superior e é menos irritante do que os selantes à base de resina epóxida ou de óxido de zinco com eugenol. A obturação excessiva com hydron provoca inflamação periapical a longo prazo, pondo em causa a sua compatibilidade com os tecidos. Metaseal não é tóxico e está provado que não é mutagénico.

ESTABILIDADE DIMENSIONAL:

A contração da polimerização associada aos vedantes à base de resina leva a uma estabilidade dimensional comprometida. A retração de polimerização de certos vedantes é AH Plus = 1,76% do volume total. AH26- 1,46, Diaket- 1,18, Epiphany- 2,31. O AH Plus tem uma estabilidade dimensional a longo prazo devido à retração mínima e à baixa expansão linear.

ANTIMICROBIANO:

O AH26 tem um melhor efeito antimicrobiano devido à libertação inicial de formaldeído, mas não é muito utilizado devido ao efeito citotóxico associado. O AH Plus tem uma atividade antibacteriana comparativamente menor devido à falta de libertação de formaldeído. O AH Plus foi eficaz na redução do número de células cultiváveis de E.faecalis.[76]

TEMPO DE DEFINIÇÃO:

Um tempo ideal de presa do cimento para canal radicular deve permitir um tempo de trabalho adequado para a manipulação correta do material. No entanto, um tempo de presa lento pode resultar numa irritação prolongada dos tecidos, com a maioria dos cimentos para canais radiculares a produzir algum grau de toxicidade até estarem completamente endurecidos, levando a efeitos adversos.

IMPLICAÇÕES CLÍNICAS:

<u>EFEITO MONOBLOCO:</u>

O efeito monobloco é um fenómeno em que o cimento se liga tanto ao núcleo como à parede dentinária, o que aumenta a capacidade de selagem e fortalece o dente tratado do canal radicular contra a fratura. A ligação entre o cimento do canal radicular e a dentina radicular deve ser suficientemente forte para manter a integridade da interface cimento-dentina. A obturação em monobloco é uma técnica que envolve um único cone e um cimento, proporcionando adesão tanto na interface entre o cimento e o túbulo dentinário como na interface entre o núcleo do cimento e a dentina.

<u>REMOÇÃO DA CAMADA DE ESFREGAÇO:</u>

Os cimentos endodônticos à base de resina requerem a remoção da camada de smear layer antes da aplicação para facilitar a penetração da etiqueta de resina nos túbulos dentinários e facilitar um selamento à prova de fluidos. Os cimentos Epiphany utilizam 17% de EDTA para remover a camada de esfregaço antes da aplicação. No Endorez é utilizado Naocl ou EDTA a 17%. Não se aconselha a utilização de hipocloreto de sódio com metaseal, uma vez que afecta a resistência da ligação.

<u>COLORAÇÃO E DESCOLORAÇÃO DOS DENTES:</u>

A coloração do dente ocorre principalmente devido aos efeitos cromogénicos dos selantes quando o excesso de selante é deixado na dentina da câmara pulpar. O Diaket provoca uma ligeira descoloração cor-de-rosa, enquanto o AH26 provoca uma mudança de cor distinta para cinzento devido à libertação de formaldeído, o que não é evidente no AH PLUS.[77]

<u>POSSIBILIDADE DE RETIRADA:</u>

Uma parte importante do material residual durante o retratamento é constituída por selantes endodônticos e justifica a remoção completa durante o retratamento para restabelecer os tecidos periapicais saudáveis. Os selantes podem ser removidos do canal radicular utilizando técnicas convencionais de retratamento, incluindo calor, clorofórmio, instrumentos rotativos e limas manuais. Foram registados muitos casos em que a obstrução do forame apical resultou numa perda de patência. A dificuldade de remoção do selante do canal radicular depende do material remanescente no canal, da remoção da dentina e do tempo necessário para atingir o comprimento de trabalho. O Hydron pode ser removido do canal e o retratamento é muito difícil.[78]

SELANTES À BASE DE RESINA EPOXÍDICA:

A resina epoxídica foi inventada em 1938 por P. Castan, um químico suíço da empresa de Trey (Zurique, Suíça), e o AH 26 foi desenvolvido pela mesma empresa durante a década de 1940. Um protótipo do AH 26 foi testado clinicamente no início da década de 1950. Guttuso estudou o AH 26 utilizando ratos em 1963 e encontrou uma resposta moderada dos tecidos em 16 dias. Feldmann e Nyborg verificaram que o AH 26, implantado após um dia de endurecimento, causava muito mais irritação nos tecidos do que a prata pura num estudo com coelhos em 1964. Em 1993, Spângberg *et al.*[7] referiram que o AH 26 liberta formaldeído, pelo que recomendaram a transição do AH 26 para o AH Plus, que não liberta formaldeído.

Os selantes à base de resina epóxi, como o AH 26 e o AH Plus (Dentsply Sirona, Konstanz, Alemanha), são compostos por resinas epóxi de baixo peso molecular e aminas e endurecem por reação de adição entre grupos epóxidos ligados a resinas epóxi e aminas para formar o polímero.[80]

Os selantes à base de resina epóxida são utilizados devido à sua reduzida solubilidade, ao bom selamento apical e à sua micro-retenção na dentina do canal radicular. Atualmente, as actuais modificações da fórmula original são amplamente utilizadas. Os cimentos à base de resina epóxida são caracterizados pelo anel epóxido reativo e são polimerizados por estes anéis. Existem três tipos de cimentos à base de resina epóxi, são eles

1) Diaket

2) AH26 e

3) AH PLUS

Vantagens

1. Radiopacidade - 13. 6 mm de Al do AH Plus, e o AH-26 tem 9,3 mm de Al.

2. A retração dimensional estabilidade-polimerização do AH Plus é de 1,76 V% e do AH-26 é de 1,46 V%.

3. A solubilidade é muito reduzida para o AH Plus, mas para o AH-26 é superior à do Roekoseal e do AH Plus.

4. A expansão linear do AH Plus é muito baixa (0,129±0,08), muito inferior à dos outros vedantes.

5. O AH-26 e o AH Plus são capazes de fluir para os orifícios dos túbulos dentinários, o que é a razão para a adesão comparativamente boa do AH-26 à dentina.

6. As propriedades de manuseamento são geralmente consideradas boas.

7. Libertação de formaldeído - Apenas foi observada uma libertação mínima para o AH Plus (3,9 ppm).

8. O AH Plus produziu uma ligeira inibição nos mutantes de Streptococcus aos 20 dias e em Actinomyces israelii em todos os intervalos de tempo.

9. Compatibilidade com os tecidos - não foram reveladas genotoxicidade e mutagenicidade pelo AH Plus.

10. Remoção - Se o AH Plus for utilizado em combinação com pontos de guta-percha, as obturações do canal radicular podem ser removidas

utilizando técnicas convencionais para a remoção de guta-percha.

11.   O 2-seal tem a solubilidade mais baixa, seguido do Topseal e o AH26 tem

a solubilidade máxima.

Desvantagens

1.   O AH-26 tem uma quantidade prejudicial de libertação de formaldeído de

1347 ppm.

2.   Inflamação aguda reversível da mucosa oral após o contacto com a pasta

não endurecida. Em casos individuais, foram relatadas reacções alérgicas

locais e sistémicas.

3.   O éter diglicidílico do bisfenol A foi identificado como um componente

mutagénico de materiais à base de resina, que também pode ser citotóxico.

4.   Os selantes à base de resina epóxida aderem melhor às paredes da dentina,

dificultando a sua remoção com instrumentos rotativos.

5.   Menor resistência à fratura quando utilizado com guta percha em

comparação com o ResilonZRealseal.[81]

6.   Com o vedante à base de epóxi, não se verificou qualquer diferença

(cisalhamento) ou verificou-se uma menor força de ligação em películas

finas, parecendo resultar de numerosos vazios criados durante a mistura.[82]

Composição

<u>Para AHPlus Epoxide</u>

Diepóxido <u>em pasta</u>

    Tungstato de cálcio

    Óxido de zircónio

    Aerosil

    Pigmento

    Pasta de aminas

    1 - adamantano amina

    N, N'-dibenzil-5-oxa^nonandiamina^ 1,9

    TCD-Diamina

    Tungstato de cálcio

    Óxido de zircónio

    Aerosil

    Óleo de silicone

<u>Para AH26</u>

<u>AH 26 sem prata,</u> pó: óxido de bismuto,

        Metenamina

<u>Resina AH 26:</u> Resina epoxi

    Óxido de bismuto,

    Metenamina,

    Prata,

    Dióxido de titânio

AH PLUS

O AH Plus consiste num sistema pasta-pasta, fornecido em dois tubos numa nova seringa de duplo cano (figura 7). A pasta de epóxido contém cargas radiopacas e aerossil. A pasta de amina é constituída por três tipos diferentes de aminas, cargas radiopacas e aerossil. O AH Plus demonstrou resultadôs positivos quando comparado com outros selantes. Apresentou uma perda de peso significativamente mais baixa entre os diferentes cimentos para canais radiculares em água e em saliva artificial com diferentes valores de pH, independentemente do meio de solubilidade utilizado. Além disso, o AH Plus apresentou a maior estabilidade em solução, em comparação com os cimentos convencionais. [83]

O AH Plus tem uma espessura de película de 26 mm, o que é claramente inferior ao valor de menos de 50 mm exigido pela norma ISO para materiais de selagem de canais radiculares. O AH Plus foi concebido para ser ligeiramente tixotrópico. Um fluxo de 36 mm também satisfaz perfeitamente os requisitos da norma ISO (>25 mm). Sabe-se da literatura que as resinas epoxídicas puras desenvolvem actividades mutagénicas sob as condições do teste de Ames. Por conseguinte, a pasta de epóxido (pasta A) e a pasta de amina (pasta B) foram estudadas no teste de Ames, no qual os extractos aquosos não induziram quaisquer efeitos mutagénicos.[84]

As resinas epoxídicas puras nunca mostraram quaisquer efeitos genotóxicos. Recentemente, os efeitos antimicrobianos dos cimentos endodônticos (Endion, AH-26, AH-Plus, Procosol e Ketac Endo) foram investigados após 2, 20 e 40 dias. O AH Plus produziu uma ligeira inibição em *mutantes de Streptococcus* aos 20 dias e em *Actinomyces israelii* em todos os intervalos de tempo. Não se registou qualquer efeito sobre *Candida albicans* e *Staphylococcus aureus.* [85]

Os estudos mostraram que os cimentos AH26 e Endomethasone libertaram formaldeído após a presa. Apenas foi observada uma libertação mínima para o AH Plus (3,9 ppm), seguido do cimento endodôntico EZ-Fill (540 ppm) e do cimento endodôntico AH26 (1347 ppm), que produziu a maior libertação de formaldeído. O AH Plus tem uma maior adesão à dentina radicular do que o Epiphany, uma vez que é um cimento à base de resina epóxida. O AH Plus tem uma melhor penetração nas micro-irregularidades devido à sua capacidade de fluência e ao seu longo tempo de presa, o que aumenta a interligação mecânica entre o cimento e a dentina radicular e a coesão do cimento faz com que o Resilon seja mais resistente à fratura.[86] Devido às suas excelentes propriedades, como a baixa solubilidade, a pequena expansão, a adesão à dentina e a muito boa capacidade de selamento, o AH Plus é considerado como uma referência "Gold Standard".[87]

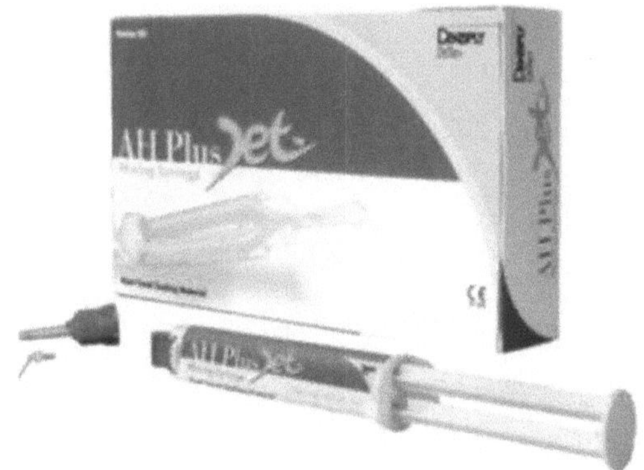

FIGURA 7- AH PLUS SEALER

AH26:

O AH26 é um sistema pó-líquido que, quando preparado, liberta formaldeído, proporcionando um efeito antibacteriano (figura 8). O pó contém óxido de bismuto, hexametilenotetramina, pó de prata, óxido de titânio e o líquido contém Bifenol A Diglicidyle Ether (BADGE). Tem uma espessura de película de 39µm e fixa-se durante um período de 24-36 horas e tem melhor fluxo. A coloração tem sido o efeito adverso mais comum com a utilização deste vedante. [70]

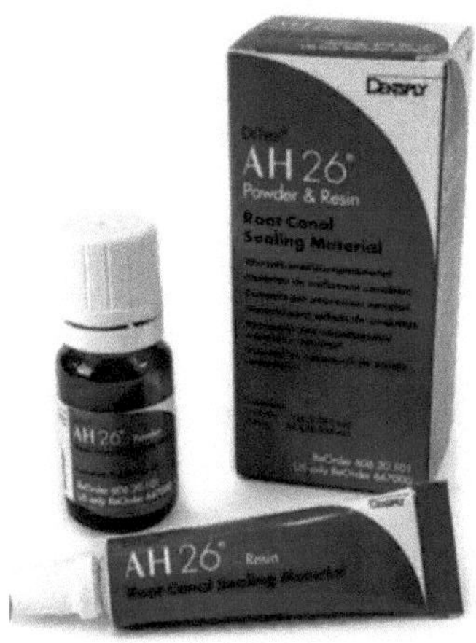

FIGURA 8- VEDANTE AH26

Selador de dietas

Diaket é uma resina polivinílica (policetona) que actua formando um quelato reforçado entre o óxido de zinco e a dicetona. É um cimento de óxido de zinco modificado utilizado juntamente com a guta-percha. Foi introduzido por Scheufele no ano de 1952. Trata-se de um sistema em pó e líquido. O pó contém óxido de zinco e fosfato de bismuto. O líquido contém B-diketone (propionilacetofenona), trietanolamina, ácido caproico, diclorofeno e copolímeros de cloreto de vinilo, isobutiéter vinílico e acetato de vinilo. Diaket é conhecido pela sua resistência à absorção, superior a outros vedantes em termos de resistência à tração e resistência à permeabilidade. [70]

No laboratório de investigação da ESPE GmbH, W. Schmitt contribuiu para o desenvolvimento de um material completamente novo, o DIAKET, denominado policetona, no qual compostos orgânicos neutros reagem com sais básicos ou óxidos metálicos básicos. Na avaliação do material, este era impermeável à penetração de humidade e tinha propriedades aderentes significativas. que foi produzido na Alemanha e avaliado pelo Dr. R. Waechter e pelo Dr. J. Scheufele. Para testar os materiais de obturação, referidos no seu artigo como *"Füllmaterialierí",* Scheufele desafiou as ideias de Heiss e Weigele, que sugeriam que o sistema de canais radiculares podia ser deixado vazio. Tal como Rickert e Dixon em 1931, Scheufele concluiu que o sistema de canais radiculares deve ser preenchido na sua totalidade com "um material duro, não reabsorvível, impermeável e de volume constante", que resista à produção de espaços vazios. [88]

A necessidade de desenvolver um material de enchimento que não apresentasse vazios e retração significativa foi fundamental para o desenvolvimento do Diaket. Embora o Diaket se tenha revelado insolúvel em água, era solúvel com a utilização de um solvente orgânico (Dialyt), com um encolhimento mínimo e sem alterações volumétricas na estrutura após o endurecimento. [89]

A nível microscópico, o Diaket também não mostrou a presença de espaços vazios nem a difusão de materiais corantes quando mantido a uma temperatura constante, típica do sistema natural de canais radiculares, mesmo dias após a aplicação. A biocompatibilidade do Diaket foi testada experimentalmente num modelo animal através da implantação do material em coelhos, e os resultados indicaram que não houve irritação dos tecidos nem alteração da regeneração da ferida após 8 dias, o que reforçou as suas propriedades *"amigas dos tecidos"*. Scheufele concluiu que este material era fácil de utilizar, compatível com os tecidos, facilmente recuperável, com um encolhimento mínimo e que funcionava sem afetar o cone de guta-percha principal utilizado com ele.[89]

Possíveis perigos para a saúde da resina epoxídica

A irritação dos olhos, do nariz, da garganta e da pele, as alergias cutâneas e a asma são os efeitos mais comuns resultantes da exposição excessiva a produtos químicos nos sistemas de resina epóxida. Os produtos epoxídicos acabados e endurecidos são basicamente não tóxicos, exceto se forem cortados, lixados ou queimados.[90]

A sensibilização ao endurecedor e a reação alérgica ao longo de um período de tempo são os principais riscos associados à utilização de epóxi. Por vezes, a hipersensibilidade retardada também pode ser observada após alguns dias de exposição. O epóxi é também a principal causa de asma profissional para os utilizadores de plásticos. O bisfenol A, utilizado na resina epoxídica, é um conhecido "desregulador endócrino". A mutagenicidade dos epóxidos, como o etilenóxido e a epicloridrina, foi demonstrada pela primeira vez em moscas da fruta, tendo sido subsequentemente demonstrada numa variedade de organismos. As resinas epoxídicas são diepóxidos e agentes alquilantes bifuncionais, e os epóxidos alquilantes bifuncionais foram identificados como sendo mutagénicos. Suspeita-se que os mutagénicos tenham um efeito carcinogénico devido à relação entre carcinogenicidade e mutagenicidade e a maioria dos diepóxidos são carcinogénicos em ratos e ratazanas. Andersen *et al.* referem que as resinas epoxídicas aromáticas são mutagénicas em Salmonella typhimurium, podendo assim representar um risco de cancro também no ser humano.[91]

SELANTES À BASE DE RESINA DE METACRILATO:

Os selantes à base de resina de metacrilato são classificados de acordo com as diferentes gerações. 'A primeira geração de selantes à base de metacrilato, **Hydron**, surgiu em meados da década de 1970, quando os adesivos dentinários se encontravam na sua fase inicial de desenvolvimento. A fim de simplificar os procedimentos de adesão, novas gerações de compósitos de resina auto-condicionantes (terceira geração) e auto-adesivos (quarta geração) foram introduzidas na dentisteria de restauração durante os últimos 5 anos e estão a aguardar ensaios para utilização clínica. [92]

Os vedantes de metacrilato criam um material sólido, ligado e contínuo de uma parede dentinária do canal para a outra, formando um vedante à prova de fluidos sem formar quaisquer lacunas ou espaços vazios

As resinas adicionadas aos diferentes vedantes em diferentes gerações são

1.	1ª geração -hydron

2.	2ª geração-endorez

3.	3ª geração-epifania,fiberfil

4.	4ª geração -metaseal

Classificação cronológica

Até à data, foram introduzidas 4 gerações de selantes à base de resina de metacrilato. A primeira geração de Hydron (Hydron Technologies, Inc, Pompano Beach, FL) surgiu em meados da década de 1970, quando os fundamentos científicos subjacentes à ligação à dentina estavam na sua fase inicial de desenvolvimento. A utilização de poli [metacrilato de 2-hidroxietilo] (poli [HEMA]) como ingrediente principal tornava o selante muito hidrofílico, por exemplo, Hydron[93]

A segunda geração de selante adesivo é de natureza não condicionante e hidrofílica e não requer a utilização adjunta de um adesivo dentinário. Foi concebido para fluir para dentro dos canais acessórios e dos túbulos dentinários para facilitar a formação de etiquetas de resina para retenção e selagem após a remoção da camada de smear layer com NaOCl e ácido etilenodiaminotetracético (EDTA). [94]

Os selantes autocondicionantes de terceira geração contêm um primário autocondicionante e um selante de canal radicular de resina composta de cura dupla. A utilização de primários autocondicionantes reintroduziu o conceito de incorporação de camadas de esfregaço criadas por instrumentos manuais/rotativos ao longo da interface entre o cimento e a dentina. É aplicado um primário ácido na superfície da dentina, que penetra através da camada de smear layer e desmineraliza a dentina superficial. O selante de canal radicular FibreFill (Pentron Clinical Technologies, Wallingford, CT) é um exemplo de um selante de terceira geração à base de resina de metacrilato. Outro selante de terceira geração à base de resina de metacrilato que incorpora a utilização de primários autocondicionantes tornou-se comercialmente disponível com a introdução do Resilon.

Os selantes de quarta geração à base de resina de metacrilato (por exemplo, Meta-SEAL, Parkell Inc; RealSeal SE, SybronEndo) são funcionalmente análogos a uma classe semelhante de compósitos de cimentação de resina auto-adesivos recentemente introduzidos, na medida em que eliminaram ainda mais o passo separado de condicionamento/colagem. Os monómeros de resina ácida que estão originalmente presentes nos primários adesivos de dentina são agora incorporados no selante/compósito à base de resina para os tornar auto-adesivos aos substratos de dentina. A combinação de um condicionador, um primário e um selante num selante autocondicionante e autoadesivo tudo-em-um é vantajosa na medida em que reduz o tempo de aplicação, bem como os erros que podem ocorrer durante cada passo de colagem. MetaSEAL é o primeiro selante autoadesivo de cura dupla de quarta geração disponível no mercado [95]

Vantagens

1.   Quando utilizado com resilon forma o "Monobloco" que melhora ainda mais a vedação.

2.   Realseal tem uma maior resistência à fratura radicular em comparação com AH Plus.

3.   Boa radiopacidade, mas inferior à do AH Plus.

4.   A polimerização lenta dos selantes de cura dupla melhoraria a possibilidade de alívio da tensão de contração através do fluxo de resina.

5.   Mostraram que as raízes preenchidas com ResilonZEpiphany exibiram valores de carga de fratura significativamente mais elevados do que as preenchidas com guta-percha/AH-26 quando os espécimes foram sujeitos a forças de carga verticais.

6.   Verificou-se que o EndoREZ é bem tolerado pelos tecidos conjuntivos e pelo tecido ósseo.

7.   Os selantes à base de resina de metacrilato utilizados com Resilon ou guta-

percha foram removidos de forma mais eficaz, com menos material de
obturação remanescente do que as combinações convencionais de
selante/guta-percha.

8. A Smartpoint expande-se apenas lateralmente ao absorver a água do dente,
    adoptando a forma do canal. A pasta Smart também se expande com a
    hidratação para formar uma vedação perfeita.

9. O FibreFill R.C.S. tem boas propriedades de selagem e adesão à dentina
    radicular.

10. No caso dos selantes à base de resina de metacrilato, as películas finas
apresentaram maior resistência de ligação do que as espessas.

11. A união química entre o componente de poli-isopreno da guta-percha e a
    extremidade de polibutadieno do revestimento de resina EndoRez.[82]

Desvantagens

1. Epiphany e metaseal são citotóxicos mesmo após diluições.

2. Os canais preenchidos com Resilon/Epiphany (RealSeal) também
    continham significativamente mais espaços vazios e lacunas do que os
    preenchidos com guta-percha e selantes convencionais.

3. Menor resistência ao arrancamento do que as combinações de guta-
    percha/selante não aderente convencional.

4. Um fator Cf mais elevado provoca uma maior retração da polimerização e,
    consequentemente, uma maior formação de fendas e microfissuras.

5. O acoplamento químico entre os selantes contemporâneos à base de resina
    de metacrilato e os materiais de obturação radicular é geralmente fraco ou

insuficientemente optimizado.

6. Rastejamento de selantes resinosos incompletamente polimerizados, o que resulta em falha ao longo da interface selante-dentina.

7. Presença de monómeros residuais nos canais radiculares.

8. O Epiphany, tanto em condições de mistura fresca como em condições de fixação, mostrou um efeito citotóxico grave a moderado, e a sua citotoxicidade aumentou efetivamente com o tempo, apresentando riscos citotóxicos significativos.

9. O Epiphany é insolúvel nos solventes normalmente utilizados em medicina dentária. Assim, a remoção de selantes de resina das barbatanas, canais acessórios ou istmo do canal continua a ser um desafio.

10. Os valores de solubilidade para o Epiphany e o AH Plus foram de 3,41%, mas, de acordo com a ADA, deveriam ser inferiores a 3%.

11. Os monómeros não reagidos, os monómeros lixiviáveis do Smart paste sealer incompletamente polimerizado podem vazar através do forame apical após a sorção de água e inchaço e causar efeitos prejudiciais inadvertidos nos tecidos periodontais.

12. A difusão de água nas matrizes de resina pode resultar na rápida deterioração das propriedades físico-mecânicas de uma resina, comprometendo a durabilidade das ligações resina-dentina por hidrólise e formação de microfissuras.[82]

Quadro 1: VEDANTE DE CANAIS RODOVIÁRIOS À BASE DE RESINA DE METACRILATO

S.No	ROOT CANAL SEALER	COMPOSITION OF SEALER	ADVANTAGE	DISADVANTAGE
1	**Hydron** [Hydron technologies]	Bisphenol-A-glycidylmethacrylate	easy to use, non-irritating, highly adaptable to the canal walls, anti – bacterial in nature.	severe inflammatory reaction, leakage, as well as water sorption.
2	**EndoREZ** [Ultradent, South Jordan, UT]	Ethoxylated BisGMA, UDMA, and hydrophilic difunctional methacrylates.	Increased intratubular penetration compared to Endo CPM-sealer Well tolerated by bone tissue and connective tissue	Poor adaptation of the sealer with lack of resin tag formation when used with gutta percha into a dried canal.
3	**Epiphany** [SybronEndo]	Calcium hydroxide, barium sulfate, barium	Good sealing and adhesive properties	Real seal is sensible to enzymatic and alkaline

	Fibrefill [Penetron Clinical techonologies]	glass, and silica A self etchant primer	to radicular dentin was reported with fiberfill R.C.S Epiphany sealer showed significantly lesser apical leakage in comparison to Endorez sealer and Guttaflow sealer.	hydrolysis, has the quiescent to cause tooth staining. Removal of epiphany from the accessory canal, canal isthmus is very difficult, as epiphany is obscure in the solvents commonly used. Epiphany showed moderate to severe cytotoxic effect.
4	**METAseal** [CT Sybron endo Wallingford.]	Hydroxy-ethylmethacrylate (HEMA), Water and initiator	The combination of an etchant, a primer, and a sealer into an all-in-one selfetching, self-adhesive sealer is advantageous in that it reduces the application time and the errors that might occur during each bonding step.	As compared to Epiphany and EndoREZ, METAseal was found to be the most cytotoxic. Lack of polymerization, decreased dentin thickness significant increase the cytotoxicity of HEMA.

Composição

<u>Base</u> **EndoREZ** (Ultradent, EUA) - UDMA,

Peróxido de benzoílo

<u>Catalisador-</u> Dimetacrilato de trietilenoglicol, p-Tolildietanolamina

Epiphany (Resilon Research, EUA)

<u>Pasta A-</u> [Após mistura] UDMA, PEGDMA, EBPADMA, Bis-GMA, vidros de borossilicato de bário tratados com silano, sulfato de bário, sílica, hidróxido de cálcio, oxicloreto de bismuto, tiossinamina,

<u>Pasta B-</u> Hidroperóxido de cumeno, Foto iniciador, Estabilizadores, Pigmentos

MetaSEAL (Hybrid Root SEAL) (Parkell, EUA)

<u>Pó -</u> Carbonato de bismuto, carga orgânica, sulfato de sódio

<u>Líquido</u> - 4-META/HEMA, Dimetacrilatos, Fotoiniciador, Água

Super-Bond RC Sealer (Accel) (Sun Medical, Japão)

<u>Pó -</u> Dióxido de zircónio, polimetacrilato de metilo (PMMA)

<u>Líquido-</u> Metacrilato de metilo (MMA), 4-METACatalisador Óxido de tributilborano (TBB), Hexano/Etanol

HYDRON:

Foi introduzido por Wichterle e Lim no ano de 1960. Trata-se de um material de obturação do canal radicular injetável e de presa rápida, que é hidrofóbico e é utilizado como selante do canal radicular sem a utilização de um núcleo. É um polímero de HEMA (metacrilato de hidroxilo etilo). Requer a utilização de uma seringa e agulha especiais. Hydron é um material biocompatível que confirma a forma do canal radicular devido à sua plasticidade.[96]

O Hydron foi concebido para ser injetado num canal radicular e polimerizado in situ para obturação radicular em massa. Foi relatado como sendo fácil de usar devido à sua injectabilidade, não irritante, altamente adaptável às paredes do canal, não favorável ao crescimento bacteriano e capaz de ser calcificado no caso de extrusão inadvertida do cimento para as regiões periapicais. No entanto, o cimento teve um fim desastroso e tornou-se obsoleto na década de 1980, porque as discrepâncias entre as alegações do fabricante e os resultados laboratoriais/clínicos sobre as suas propriedades físicas/clínicas e biocompatibilidade tornaram-se evidentes logo após a sua comercialização. O selante provocou uma reação inflamatória grave, a absorção do material, fugas graves, bem como a absorção de água e o inchaço [97]

ENDOREZ:

Trata-se de um selante radiopaco de dupla polimerização, hidrófilo e não condicionante, fornecido numa seringa de mistura e distribuição de dois orifícios (figura 9). A matriz é constituída por resina de uretano dimetacrilato, sulfato de bário e óxido de zinco. A natureza hidrofílica deste cimento, quando utilizado no ambiente húmido do sistema de canais radiculares, pode ser muito eficaz na penetração dos túbulos dentinários e na formação de longos "tags" de resina.[98]

O EndoREZ (Ultradent Products Inc, South Jordan, UT) é um selante de metacrilato hidrofílico radiopaco de cura dupla que pode ser utilizado no ambiente húmido do sistema de canais radiculares e é muito eficaz na penetração dos túbulos dentinários e na adaptação às paredes do canal. Embora o EndoREZ seja recomendado para utilização com um cone de guta-percha convencional ou com pontos EndoREZ específicos (guta-percha revestida a resina), foi registada uma baixa resistência de ligação à parede dentinária com guta-percha convencional não revestida. Para facilitar a cura rápida do EndoREZ, foi recentemente disponibilizado um acelerador que é compatível com o EndoREZ.[97]

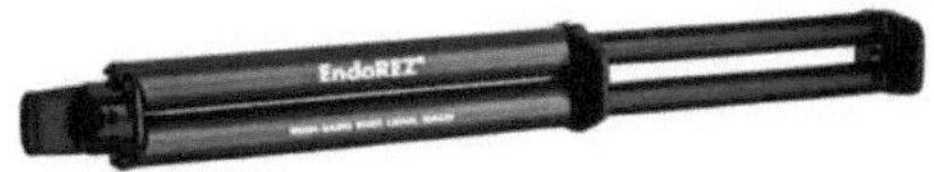

FIGURA 9- VEDANTE ENDOREZ

EPIPHANY:

É um selante de resina hidrofílica de cura dupla, utilizado com materiais de núcleo de resilição. É dispensado com um cilindro de mistura automática para facilitar a utilização e uma mistura precisa. Um primário adesivo que contém monómero funcional terminado em ácido sulfónico, HEMA e água e o conteúdo de enchimento é de 70% em peso. A matriz é constituída por uma mistura de bis-GMA, UDMA e bis-GMA etoxilado. Tem uma excelente capacidade de selagem devido à criação de um monobloco que adere às paredes dentinárias. As desvantagens incluem a sorção de água que leva à rutura das ligações.

Os primários autocondicionantes são ainda mais reduzidos de um sistema de 2 frascos para um sistema de um único frasco. Estes primários/adesivos autocondicionantes contêm principalmente ácido 2-acrilamido-2-metil-propanossulfónico (AMPS) como monómero ácido funcional. No primário autocondicionante de frasco único, os monómeros ácidos funcionais, os solventes, a água necessária para a ionização dos monómeros ácidos e os catalisadores autopolimerizáveis são incorporados num "componente único" (ou seja, incorporados num único frasco). Isto é semelhante aos chamados adesivos tudo-em-um do tipo um componente que estão atualmente disponíveis em dentisteria de restauração. Ao combinar adesivos autocondicionantes e selantes à base de resina de metacrilato com o Resilon, o fabricante introduziu o que anunciou como "uma nova era" na obturação do canal radicular. Um solvente resinoso à base de bisfenol-A-dimetacrilato etoxilado (EBPADMA) (por exemplo, RealSeal Thinning Resin, SybronEndo) é também incluído nestes sistemas para ajustar a viscosidade do cimento. No entanto, a adição do solvente de diluição ao selante sem fotoactivação não aumentou a adesão à dentina.[97]

Fibra de enchimento

O selante de canais radiculares FibreFill (Pentron Clinical Technologies, Wallingford, CT) é um exemplo de um selante à base de resina de metacrilato de terceira geração que foi concebido para a obturação de canais com obturadores reforçados com fibras que estão ligados à ponta do material termoplástico de obturação radicular. O selante de resina é utilizado em combinação com um sistema de primário auto-polimerizável e auto-condicionante (Fibrefill Primer A e B). A ligação entre os sistemas adesivos e a dentina depende da penetração de monómeros na superfície da dentina condicionada para criar um bloqueio micromecânico entre o colagénio da dentina e a resina, formando uma camada híbrida. O FibreFill R.C.S. apresenta boas propriedades adesivas e de selamento à dentina radicular.[97]

METASEAL:

O Metaseal é um selante autoadesivo de cura dupla de quarta geração, disponível na forma de pó-líquido (figura 10). É um material radiopaco e insolúvel que pode ser utilizado com Resilon ou com guta-percha normal. O pó contém carga de óxido de zircónio, cargas de dióxido de silício, iniciadores de polimerização e o líquido contém monómeros de metacrilato 4-meta monofuncional e fotoiniciadores. A formação de dentina híbrida é o principal mecanismo de ligação.[97]

Os monómeros de resina ácida que estão originalmente presentes nos primários adesivos de dentina são agora incorporados no selante/composto à base de resina para os tornar auto-adesivos aos substratos de dentina. A combinação de um condicionador, um primário e um selante num selante autoadesivo e auto-condicionante tudo-em-um é vantajosa na medida em que reduz o tempo de aplicação, bem como os erros que podem ocorrer durante cada passo de colagem. MetaSEAL é o primeiro selante autoadesivo de quarta geração de cura dupla disponível no mercado. A inclusão de um monómero de resina ácida, o anidrido de 4-metacriloiloxietil trimelitato (4-META), torna o selante auto-condicionante, hidrofílico e promove a difusão do monómero na dentina intacta subjacente para produzir uma camada híbrida após a polimerização. O selante liga-se, supostamente, a materiais termoplásticos de preenchimento radicular, bem como à dentina radicular, através da criação de camadas híbridas em ambos os substratos. O MetaSEAL também é comercializado como Hybrid Bond SEAL (Sun Medical Co Ltd, Shiga, Japão) no Japão e foi relatado que produz propriedades de selamento semelhantes ou ligeiramente inferiores às dos selantes convencionais à base de resina epóxi sem ligação.[99]

A ideia de incorporar o 4-META como um componente de monómero de resina para os cimentos dos canais radiculares não é nova. O Endoresin-2 era semelhante ao Hydron porque foi concebido para ser utilizado como um tipo injetável de material de obturação radicular em vez de um cimento para canais radiculares. O SuperBond RC Sealer (Sun Medical Co Ltd) é um selante do tipo líquido e em pó. O seu polímero em pó consiste nos mesmos constituintes que o polímero comercializado (tipo L radiopaco) na resina Super-Bond C&B (Sun Medical Co Ltd). Os relatórios afirmam que possui uma capacidade de selamento razoável quando comparado com os selantes de canais radiculares convencionais.[100]

O RealSeal SE é a versão simplificada de polimerização dupla do RealSeal e utiliza um anidrido de ácido carboxílico de metacrilato polimerizável (ou seja, 4-META) como monómero de resina ácida. Pode ser utilizado com cones ou pastilhas Resilon através de técnicas laterais a frio ou verticais a quente ou com o RealSeal 1 (SybronEndo), um sistema obturador Resilon baseado num suporte, introduzido mais recentemente.[101]

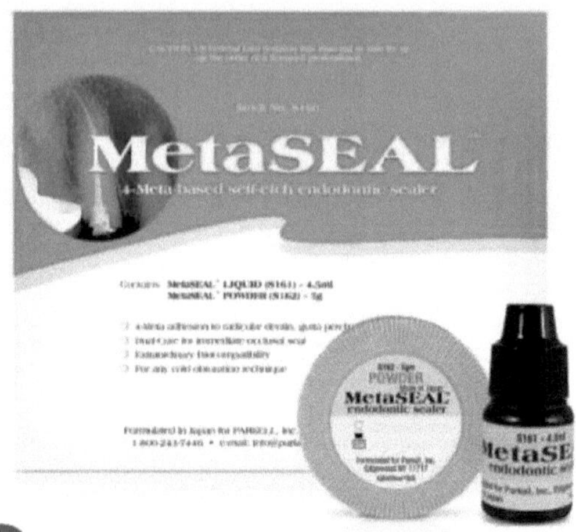

FIGURA 10- SELANTE METASEAL

Investigação futura

Os progressos no desenvolvimento de cimentos de metacrilato para os canais radiculares não se limitam à tentativa de obter uma ligação total e uma selagem total do sistema de canais radiculares. Por exemplo, um cimento experimental de terceira geração à base de resina de metacrilato adoptou uma abordagem diferente ao incorporar uma atividade antibacteriana sustentada no cimento polimerizado. Este selante antibacteriano é um sistema de cura dupla de 2 passos que consiste num componente de primário de 2 frascos e num componente de selante de resina. Tanto o primário como a resina de selagem contêm o monómero de resina antibacteriana brometo de 12-metacriloiloxidodecil piridínio (MDPB) que se encontra no Clearfil Protect Bond (Kuraray Medical Inc, Tóquio, Japão).[102]

O monómero da resina MDPB deve as suas propriedades antibacterianas ao grupo funcional de piridínio carregado positivamente. Antes da polimerização, o MDPB carregado positivamente liga-se aos componentes carregados negativamente na parede celular das bactérias e causa bacteriólise. O monómero da resina antibacteriana retém parcialmente a sua propriedade antibacteriana através da eliminação por contacto direto após a sua polimerização e imobilização na matriz da resina. Do ponto de vista endodôntico, este conceito é semelhante à substantividade conferida pela utilização da clorexidina como irrigante do canal radicular. 3[10]

Foram desenvolvidos selantes experimentais de canais radiculares à base de polimetilmetacrilato com libertação de clorexidina, com a incorporação de 2-3% em peso de diacetato de clorexidina no pó do selante. Seria interessante acompanhar o desenvolvimento de futuras gerações de cimentos antibacterianos à base de resina de metacrilato. Em termos gerais, o desenvolvimento recente de cimentos para canais radiculares à base de resina de metacrilato tem sido fenomenal, com o aparecimento de 3 gerações num período de 5 anos; alguns dos cimentos introduzidos há 5 décadas ainda estão disponíveis para utilização atualmente. Será que a introdução de cimentos obturadores de canais radiculares à base de resina de metacrilato representa realmente uma mudança de paradigma na endodontia? O conceito de pacote de obturação do canal radicular utilizando a combinação de um cimento obturador e um material de obturação radicular existe há mais de um século. Exceptuando o aparecimento fugaz de um protocolo experimental de obturação a vácuo associado à técnica não instrumentada, não houve realmente qualquer mudança de paradigma na obturação do canal radicular. Na era da endodontia adesiva, o foco tem sido mais frequentemente direcionado para os substitutos da guta-percha. Tal como a guta-percha, a função primária destes substitutos da guta-percha é ocupar espaço, sendo a questão mais importante o selante e as suas propriedades.[104]

GUTA PERCHA ADESIVA

A guta-percha é um látex natural obtido da Palaquium gutta e de várias outras árvores da Ásia Oriental. O látex, recolhido através do abate ou do corte da árvore, é deixado coagular e é depois lavado, purificado e moldado em tijolos para expedição. Tal como a cana-de-açúcar, a guta-percha é um politerpeno, ou seja, um polímero de isopreno (borracha), mas, ao contrário da cana-de-açúcar, não é muito elástica; a razão da diferença reside no facto de as moléculas de polímero da guta-percha terem uma estrutura trans, enquanto as da cana-de-açúcar têm uma estrutura Cis (existem isómeros). A guta-percha é um excelente não-condutor e é frequentemente utilizada para isolar cabos marítimos e subterrâneos. É também utilizada em revestimentos de bolas de golfe, aparelhos cirúrgicos e adesivos. A guta-percha é solúvel em clorofórmio, eucaliptol e halotano e menos bem em terebintina. Esta propriedade da guta-percha permite a sua remoção para pós-preparação e no retratamento de casos não cicatrizados. Qualquer método de manipulação da guta-percha que utilize calor ou solvente resultará numa certa contração (1-2%) do material. A contração do material do núcleo não é desejável quando se tenta selar um canal. A guta-percha dentária não é pura ou mesmo maioritariamente guta-percha. O seu principal componente é o óxido de zinco (50-79%), sais de metais pesados (1-17%), cera ou resina (1-4%) e apenas 19-22% de guta-percha verdadeira.[105]

Uma caraterística importante da guta-percha e de importância clínica é o facto de, quando exposta ao ar e à luz, se tornar mais frágil ao longo do tempo. O armazenamento da guta-percha num frigorífico prolonga o prazo de validade do material. A guta-percha quimicamente pura existe em duas formas cristalinas distintas (α e β), que podem ser interconvertíveis. A guta-percha natural provém de uma árvore e tem a forma α.[106]

No entanto, o produto mais disponível comercialmente encontra-se na forma β. Durante o processo de fabrico, se o arrefecimento for rápido, obtém-se a forma "P". Se for arrefecido lentamente, menos de 0,5°C por hora, produz-se a forma alfa. Existe outra forma instável (γ), que é amorfa por natureza.[107]

Caraterísticas das diferentes formas:

α: escorrendo, pegajoso e pegajoso (menor viscosidade)

β: sólido, compactável e alongável (maior viscosidade)

γ: semelhante a alfa (instável).

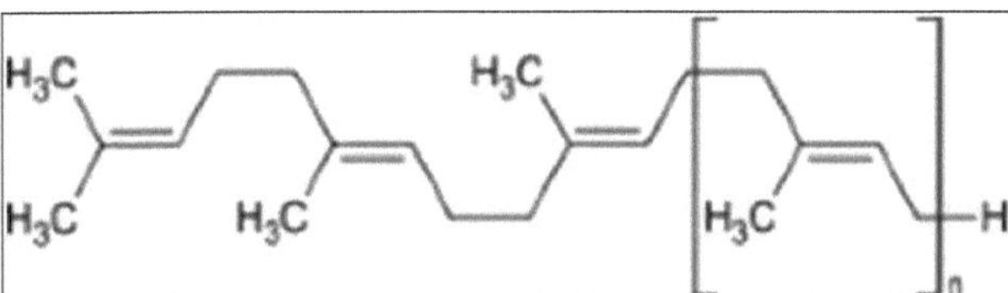

Figura 11: Forma química da guta-percha

Quadro 2 Diferenças entre as formas α e β da guta-percha

Alpha form	Beta form
• Brittle at room temperature	• Stable and flexible at room temperature
• Becomes gluey, adhesive and highly flowable when heated (low viscosity)	• Becomes less adhesive and flowable when heated (high viscosity)
• Thermoplasticized gutta percha for warm condensation obturation technique are in alpha form	

- Forma beta a alfa: ocorre entre 42°C-49°C (esta transformação de fase é reversível)

- Transformação da forma alfa em amorfa: ocorre entre 53°C -59°C.

GUTA PERCHA REVESTIDA COM RESINAS

Ao contrário da cimentação de restaurações intra coronais indirectas de compósito/cerâmica com cimentos de resina, a aplicação da tecnologia de ligação à endodontia tem sido tradicionalmente dificultada pela falta de união química entre os selantes à base de resina e os materiais de obturação radicular. Apesar dos relatórios sobre a utilização adjuvante de adesivos dentinários na obturação de canais radiculares, não se considera possível obter um continuum entre o material de obturação radicular e a dentina intra-radicular (ou seja, um monobloco) para melhorar as vedações coronais/apicais e o fortalecimento radicular.[108]

Esta lacuna tecnológica pode ter sido recentemente colmatada pela comercialização de dois materiais termoplásticos de preenchimento radicular que se afirma poderem ser ligados a selantes à base de metacrilato. O primeiro material, Resilon (Resilon Research LLC, Madison, CT), é uma mistura de vidro bioativo e cargas radiopacas numa matriz polimérica que consiste em policaprolactona e uretano dimertitacrilato.

A segunda estratégia envolve o revestimento de cones de guta-percha convencionais com resinas. Uma vez que o poliisopreno não se liga às resinas de metacrilato, foi criada uma resina patenteada de polibutadieno-diisocianato-metacrilato através da reação inicial de um dos grupos isocianato de um diisocianato com um polibutadieno com terminação hidroxílica, uma vez que este último é ligável ao poliisopreno hidrofóbico. O enxerto subsequente de um grupo hidrofílico de metacrilato no outro grupo isocianato do diisocianato produz um revestimento de resina de guta-percha que é ligado a um vedante de resina à base de metacrilato. Estes cones de guta-percha revestidos com resina são fornecidos com um selante de resina hidrofílico à base de metacrilato (EndoREZ, Ultradent, South Jordan, UT).[109]

Recomenda-se que o cone de guta-percha revestido a resina seja utilizado com uma versão recentemente modificada e patenteada de um selante de resina hidrofílico, à base de metacrilato, de cura dupla (EndoREZ, Ultradent, South Jordan, UT).[110]

Resilon: um sistema de obturação à base de resina de metacrilato

Os objectivos preliminares do tratamento do canal radicular são o desbridamento total do espaço radicular, o desenvolvimento de uma vedação estanque ao fluido no forame apical e a obliteração total dos sistemas de canais radiculares. Devido à anatomia altamente complexa dos sistemas de canais radiculares (tais como canais laterais/acessórios, ramificações apicais, istmos e barbatanas), a desinfeção completa do canal radicular, a obturação de todos os sistemas de canais e a obtenção de uma vedação impermeável a fluidos são um desafio. Por isso, a necessidade de novas direções na terapia endodôntica tem sido enfatizada.[111] Uma abordagem relativamente recente para melhorar a capacidade de selamento das obturações radiculares vem do campo dos materiais de obturação. A introdução do sistema de obturação Resilon/Epiphany (Pentron Clinical Technologies, Wallingford, CT, EUA) desafiou o tradicional material de obturação guta-percha.[112]

O Resilon (Resilon Research, LLC, Madison, Connecticut, EUA) é um material de obturação do canal radicular à base de polímero sintético termoplástico que foi introduzido em 2004. Contém resina de metacrilato, vidro bioativo, sulfato de bário e oxicloreto de bismuto. Afirma-se que as caraterísticas de manuseamento são semelhantes às da guta-percha, pelo que podem ser utilizadas técnicas de obturação tradicionais. O selante Epiphany/RealSeal que o acompanha é um selante compósito de dupla cura à base de resina (RBC). A matriz é uma mistura de Bisfenol A epóxi (Bis-GMA), uretano dimetacrilato (UDMA) e metacrilatos disfuncionais hidrofílicos, enquanto a carga é constituída por hidróxido de cálcio, sulfato de bário, vidro de bário e sílica.[113]

Capacidade de vedação

Um dos requisitos para o sucesso do tratamento dos canais radiculares é conseguir e manter um selamento estanque, química e/ou mecanicamente, ao longo do sistema de canais radiculares. Um selamento estanque deve impedir a entrada de bactérias e seus subprodutos nos tecidos perirradiculares ou sepultar os microrganismos remanescentes e, assim, prevenir ou curar a periodontite apical. A microinfiltração é definida como a passagem clinicamente indetetável de bactérias, fluidos, moléculas ou iões entre a parede da cavidade e o material de restauração. As microfissuras podem ser causadas durante a colocação devido à contração da polimerização, a uma bolha de ar ou a uma fraca adesão e humidificação, ou podem desenvolver-se com o tempo devido a tensões térmicas, carga oclusal ou sorção de água (absorção e adsorção de água que ocorrem simultaneamente).[114,115]

Os estudos compararam o Resilon/Epiphany com a guta-percha e outros selantes utilizando a fuga de corante, um teste de filtração de fluidos e um teste de fuga bacteriana. O exame de 105 dentes seccionados num microscópio eletrónico de dissecação e de varrimento (SEM) para avaliar a penetração do corante, o selamento e a adesão mostrou que, em comparação com a guta-percha, o Resilon resultou em menos microinfiltração aos 10 dias, e 1 e 3 meses.[116]

Tunga e Bodrumlu[117] , que também utilizaram um método de transporte de fluidos, concluíram que o Resilon apresentava menos fugas do que a guta-percha. Em contraste, outro estudo[121] demonstrou que não houve diferença no movimento de fluidos do Resilon/Epiphany em comparação com a guta-percha/AH Plus (Dentsply DeTrey GmbH, Konstanz, Alemanha) após a obturação, mas o Resilon/Epiphany mostrou um movimento de fluidos significativamente maior após 14 meses e 16 meses de armazenamento em água. No entanto, estes estudos a longo prazo sob armazenamento em água não simularam o ambiente oral real nem tiveram em consideração outros factores, como as alterações térmicas e a carga durante a mastigação, que podem causar a formação de fendas na interface dentina-resina e levar a um aumento da microinfiltração.

Não se recomenda a utilização de qualquer tipo de álcool para secar os canais antes da obturação com materiais à base de resina. A dentina radicular húmida é necessária para a ligação eficaz do adesivo. O sistema Resilon/Epiphany mostrou uma menor penetração coronal do corante quando os canais radiculares foram secos com várias pontas de papel e um adaptador de vácuo Luer (Ultradent Products Inc., South Jordon, UT, EUA) mais pontas de papel, em comparação com a secagem com etanol a 95% e condições húmidas.[118]

A nanoinfiltração foi originalmente utilizada para descrever microporosidades no interior de camadas híbridas que permitem a penetração de nitrato de prata na ausência de formação de espaço entre o compósito de resina e a camada híbrida. A ligação eficaz da dentina depende da formação de uma camada híbrida que é infiltrada de forma óptima com resinas adesivas. A penetração incompleta da resina na camada híbrida permite a ocorrência de nano-vazamento.[119]

O significado clínico da nanoinfiltração não é claro, uma vez que os espaços têm dimensões submicrónicas e, por conseguinte, são demasiado pequenos para permitir a entrada de bactérias. No entanto, a água poderia facilmente difundir-se através destes espaços, o que poderia alterar as suas dimensões sob função oclusal.

Ao longo do tempo, poderá ocorrer um aumento da porosidade através de uma via de nanoinfiltração na interface de ligação, o que levaria à rutura da ligação e à subsequente falha do material de preenchimento.[120]

Resistência da ligação

De acordo com o fabricante, o núcleo do polímero de policaprolactona Resilon contém uma mistura de dimetacrilatos que se liga ao selante à base de metacrilato, que por sua vez se liga à dentina radicular, formando um monobloco que pode melhorar o selamento e fortalecer o dente tratado endodonticamente. O teste de resistência de união é um método frequentemente utilizado para avaliar as propriedades mecânicas dos materiais adesivos. Os factores que podem afetar a resistência de união *in vitro* destes materiais à dentina humana incluem o método de polimerização, o substrato, o método de condicionamento da dentina, a humidade e os irrigantes.[120]

No que diz respeito aos modos de falha, a guta-percha falhou ao longo da interface guta-percha/selador, enquanto o Resilon falhou predominantemente ao longo da interface selador/dentina com marcas de resina reconhecíveis e fracturadas. O descolamento do Resilon do cimento Epiphany também foi observado em alguns espécimes, o que desafia o conceito de que ele fortalece os dentes tratados endodonticamente.[121]

O módulo de elasticidade do Resilon deve ser igual ao da dentina (15.000-18.000 MPa) para a reforçar e fortalecer. Mas o módulo de elasticidade e a força de coesão do Resilon são muito inferiores aos da dentina. Como resultado, as cadeias de polímero deslizam umas sobre as outras sob tensão e, por conseguinte, o material flui numa condição de tensão em vez de resistir à tensão. Por isso, o conceito de reforço radicular com Resilon é controverso.[122]

Biocompatibilidade

Um estudo *in vitro* comparou o Resilon com a guta-percha e concluiu que o Resilon era mais biocompatível, no entanto, outro demonstrou o contrário. Foi sugerido que uma razão para a potencial citotoxicidade do Resilon pode dever-se à biodegradabilidade do Resilon por enzimas e hidrólise alcalina, o que exporia a matriz polimérica mais tóxica.[123]

O selante Epiphany demonstrou ser citotóxico quando comparado com selantes à base de óxido de zinco, eugenol e resina epóxida, tendo um estudo sugerido que se tornava mais citotóxico com o aumento do tempo de exposição. No entanto, também foi demonstrado que, embora o Epiphany fosse citotóxico, não afectava a viabilidade dos leucócitos humanos.[124]

A citotoxicidade relatada pode ser devida à fuga de monómero não curado da camada de inibição de oxigénio, ou devido à degradação do vedante num ambiente aquoso.[124]

PROPRIEDADES FÍSICAS

<u>Definir tempos</u>

Os fabricantes do Resilon afirmam que pode ser produzido um selamento coronal imediato através da fotopolimerização durante 40 segundos, enquanto que o restante selante endurece em 25 minutos (instruções do RealSealZEpiphany, SybronEndo 2010). Verificou-se que, em condições anaeróbicas, o produto endurece em 30 minutos, mas em condições aeróbicas pode demorar até três semanas, o que sugere que o Resilon não endurece completamente nos tecidos perirradiculares se for extrudido.[125]

Radiopaco

O ResilonZEpiphany demonstrou uma radiopacidade aceitável, excedendo a radiopacidade mínima equivalente a 3 mm de alumínio, conforme recomendado pelo American National Standards Institute (ANSI) e pela American Dental Association (ADA).[126]

Coloração

O Resilon tem o potencial de causar manchas nos dentes, uma vez que é suscetível à hidrólise enzimática e alcalina. Esta biodegradação pode resultar na lixiviação de corantes do material. A formação de um precipitado e a alteração de cor associada também foram observadas quando o Resilon é desinfectado com clorohexidina a 2%.[127]

Eficácia do retratamento

As taxas de sucesso endodôntico variam de 53% a 94%. O retratamento não cirúrgico pode ser necessário se o paciente não responder ao tratamento inicial ou em casos de recorrência de sinais e sintomas. Por conseguinte, os materiais de obturação devem ser facilmente removidos para efeitos de retratamento. O ResilonZEpiphany pode ser facilmente removido com a utilização de solventes, instrumentos manuais e rotativos e aplicação de calor. O sistema ResilonZEpiphany mostrou menor eficácia de retratamento em relação ao tempo e à limpeza do que o selante de guta-percha/AH Plus, com ou sem clorofórmio.[128]

Num dos estudos, os canais obturados com o sistema Resilon foram divididos em três grupos:

O Grupo 1 foi a obturação original com Resilon; o Grupo 2 foi submetido a reinstrumentação com uma lima K (Dentsply-Maillefer) e clorofórmio, seguido de reenchimento com Resilon; e o Grupo 3 foi submetido a instrumentação com instrumentos rotativos de níquel-titânio ProFile 0.04 (Dentsply-Maillefer) e clorofórmio, seguido de reenchimento com Resilon, e foi avaliado por um teste de fuga e MEV ambiental. Todos os grupos mostraram aumentos dependentes do tempo na fuga de glucose, sem diferença significativa entre eles. Um estudo ambiental de MEV confirmou as etiquetas de Resilon em todos os grupos, com novas etiquetas de resina nos Grupos 2 e 3. Além disso, a presença de etiquetas de resina antigas indicava que o material não podia ser completamente removido.[129] (figura 12A, B, C e D)

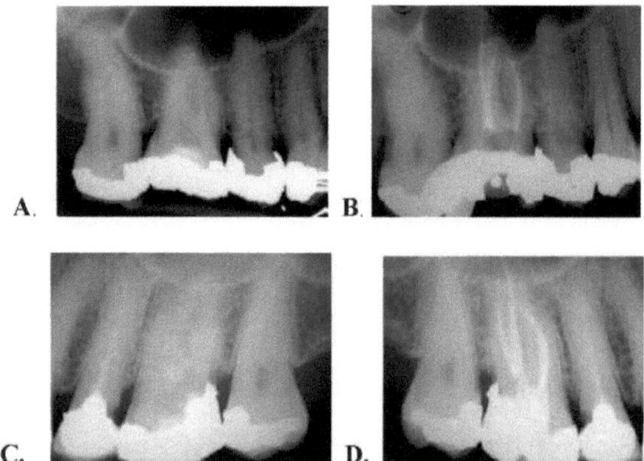

Figura 12. A. Radiografia pré-operatória de um 16. B. Radiografia pós-operatória de um 16 obturado com guta-percha condensada verticalmente e um selante de epóxi-resina. C. Radiografia pré-operatória do 26. D. Radiografia pós-operatória de um 26 obturado com Resilon condensado verticalmente e selante Real Seal.

Note-se a radiopacidade semelhante dos dois materiais (Figs. B e D)

CIMENTO DE CIMENTAÇÃO À BASE DE RESINA

Um cimento de cimentação pode ser definido como um cimento dentário que é utilizado para fixar a restauração indireta aos dentes preparados. A principal função do cimento de cimentação é preencher o vazio ou o espaço que está presente na restauração e na região de interface do dente e, em última análise, ajuda a manter ou segurar a prótese dentária fixa num determinado ponto e ajuda a evitar o deslocamento da prótese dentária fixa durante o processo de mastigação. Os materiais de cimentação são amplamente indicados na cimentação de coroas, inlays, onlays, facetas, próteses fixas unitárias múltiplas, pinos endodônticos e aparelhos ortodônticos.[130]

Requisitos básicos para os cimentos de cimentação

O cimento de cimentação ideal que é utilizado para o efeito de cimentação (quer se trate de uma restauração permanente ou provisória) deve cumprir as propriedades mecânicas básicas, as propriedades biológicas básicas e as propriedades de manuseamento básicas. Tais como

1. O cimento de cimentação deve ser ou tem de ser biocompatível com o dente subjacente, não deve irritar o dente subjacente de forma alguma.

2. O cimento de cimentação não deve irritar o tecido mole à volta do dente preparado, deve ser bio compatível com o tecido mole.

3. O cimento de cimentação deve ter tempo de trabalho suficiente para ser utilizado.

4. O cimento de cimentação deve ter um fluxo adequado.

5. O cimento de cimentação deve ter uma resistência à compressão adequada.

6. O cimento de cimentação deve ter uma micro fuga mínima ou nula à volta

das margens do

prótese dentária fixa.

7. O cimento de cimentação deve possuir a propriedade caraterística de baixa

solubilidade nos fluidos orais.

8. O cimento de cimentação deve ser de natureza adesiva.

9. O cimento de cimentação deve possuir a caraterística básica da estética.

10. O cimento de cimentação deve estar facilmente disponível no mercado.

11. O cimento de cimentação deve ser de baixo custo, ou seja, deve ser

económico.

12. O cimento de cimentação deve possuir a propriedade caraterística de

facilitar a remoção do material em excesso.[131]

As várias classificações dadas por diferentes autores são as seguintes

1. **Com base nos ingredientes principais (Craig):**[132]

   a. Fosfato de zinco,

   b. Silicofosfato de zinco,

   c. Óxido de zinco-eugenol,

   d. Poliacrilato de zinco,

   e. Vidro-ionómero,

   f. Resina

2. **Com base no tipo de ligação matricial (O'Brien):**[133]

   a. Fosfato,

b. Fenolato,

c. Policarboxilato,

d. Resina,

e. Vidro-ionómero modificado por resina.

3. Com base no conhecimento e na experiência de utilização (Donovan):[134]

a. Convencional (fosfato de zinco, policarboxilato, ionómero de vidro)

b. Contemporâneo (ionómeros de vidro modificados por resina, resina)

4. Com base na reação de fixação principal (Wilson):[135]

a. Cimentos ácido-base b. Cimentos de polimerização

Cimento de ionómero de vidro modificado por resina

Com o desejo de melhorar as deficiências do GIC convencional, o RMGIC foi desenvolvido para combinar a resistência e a hidrofobicidade da resina com a valiosa capacidade de libertação de fluoreto do GIC. Monómeros como o metacrilato de hidroxietilo (HEMA) são adicionados ao componente líquido do GIC, juntamente com um sistema iniciador fotossensível associado.[136]

O RMGIC é descrito como sendo de "cura dupla", em que os monómeros de resina sofrem fotopolimerização após cura por luz e o componente GIC é quimicamente curado numa reação ácido-base. A resina polimerizada actua como uma ponte e reforça o material. Para além da ligação química que é conseguida pelos policarboxilatos, o RMGIC também pode conseguir um bloqueio micromecânico na dentina hibridizada através da infiltração da rede de colagénio que é exposta pelo ácido poliacrílico a 10%. Isto cria uma maior força de ligação e valores de resistência à fratura mais elevados do que os do CIV convencional, embora as propriedades mecânicas sejam ainda inferiores às do cimento de resina.[137]

Por outro lado, a libertação de fluoreto do RMGIC segue um padrão semelhante ao do GIC convencional, com uma explosão inicial durante as primeiras 24 horas. Embora a quantidade varie consoante o produto, o seu potencial de libertação de fluoreto pode ser comparável ao do GIC convencional, mantendo a propriedade anticariogénica do GIC convencional.[138]

Estes materiais são menos susceptíveis à humidade e têm menos solubilidade do que os glassionomers convencionais. Têm uma espessura de película menor, propriedades estéticas preferíveis e são fáceis de aplicar. Estes materiais proporcionam uma adesão adequada e têm uma microfluidez menor (melhor resistência à permeabilidade marginal). No entanto, os RMGICs estão contra-indicados para a fixação de construções em cerâmica pura mais frágeis, uma vez que se expandem devido à absorção de água, o que pode levar à fratura da restauração.[139]

Os exemplos comerciais dos cimentos RMGI são: RelyX Luting, RelyX Luting Plus (3 M/ESPE), Fuji Plus (GC) e UltraCem RRGI Luting Cement.

Cimentos de resina

Os cimentos de resina são o material de cimentação mais recente desenvolvido para aplicações dentárias. Durante as fases iniciais, os cimentos de resina falharam devido à elevada contração da polimerização e à insuficiente biocompatibilidade. Atualmente, os cimentos de resina têm a capacidade de formar uma ligação química com a dentina e o esmalte e têm uma maior força de ligação e maior previsibilidade. A ligação é normalmente conseguida com organofosfonatos, metacrilato de hidroxietilo (HEMA) ou anidrido de 4-metacriloxietil trimelato (4-META). Durante a polimerização, as fibrilhas de colagénio expostas impregnadas de monómero adesivo ficam emaranhadas com elas para criar a camada híbrida e obter elevadas forças de ligação à tração.[140]

O HEMA aumenta a capacidade de penetração dos substratos dentinários, tendo sido demonstrado que é alcançada uma forte resistência de união quando a dentina é tratada com HEMA, e que a melhoria da resistência de união depende do período de tempo de aplicação do HEMA. Mostra a formação de uma zona de transição de dentina reforçada com resina (camada híbrida) após o pré-tratamento com uma solução de 103 (10% de ácido cítrico/3% de cloreto férrico). A resina adesiva impregna os feixes de colagénio expostos, com os quais se entrelaça para criar a camada híbrida, que é essencial para a obtenção de elevadas resistências de ligação à tração. Assim, a aplicação de HEMA a substratos dentinários aumenta a difusão do monómero e o emaranhamento com os componentes dentinários e facilita a formação de camadas híbridas.[141]

Os cimentos de resina são materiais compósitos com diferentes composições químicas. São constituídos por uma matriz de resina (por exemplo, Bis-GMA ou dimetacrilato de uretano) e partículas finas de cargas inorgânicas. Antes de mais, diferem dos compósitos de restauração pelo seu baixo teor de carga (50-70% de vidro ou dióxido de silício) e viscosidade. Além disso, existe uma correlação entre a quantidade de carga e as propriedades mecânicas: quanto menor for o número de cargas, menor será a resistência mecânica.[142] Os cimentos de resina são insolúveis e têm propriedades mecânicas e físicas superiores, em comparação com outros materiais de cimentação anteriores. As vantagens clínicas dos cimentos de resina incluem uma elevada resistência às forças de compressão, baixos coeficientes de expansão térmica, elevadas resistências à flexão e uma dureza superior quando comparados com outros materiais de cimentação. Para além disso, os cimentos de resina são caracterizados por uma elevada resistência à fadiga, adesão a muitos materiais, capacidade de modificar a cor e a tonalidade, elevada retenção, resistência ao desgaste na margem da restauração e baixa permeabilidade marginal. Os cimentos de resina proporcionam uma ligação óptima com restaurações de cerâmica pura e distribuem uniformemente a força de compressão ao longo de todas as superfícies de contacto. Os cimentos de resina são utilizados principalmente para a cimentação de coroas metálicas totalmente fundidas, coroas de cerâmica, construções de zircónia, restaurações indirectas de compósito, construções tradicionais de metal-cerâmica, pilares de metal e fibra de vidro, coroas e pontes suportadas por implantes e facetas de cerâmica.[143]

Este material pode ser dividido em cimentos adesivos ou auto-adesivos. Na aplicação de cimentos adesivos, o dente deve ser previamente condicionado com ácido fosfórico, seguido da aplicação do sistema adesivo. Com o condicionamento ácido total, a smear layer é eliminada e ocorre a desmineralização da dentina até uma profundidade de 3-5 micrómetros, expondo as fibras de colagénio. Em dentes vitais, o adesivo penetra cerca de 10 micrómetros na dentina, formando uma camada híbrida. Pensa-se que os adesivos dentinários reduzem a reação da polpa e reduzem a micropermeabilidade marginal. Os cimentos de resina adesivos proporcionam um maior selamento marginal do que os cimentos de fosfato de zinco. No entanto, o problema da remoção completa do excesso de cimento das margens difíceis de alcançar pode dificultar a aplicação de cimentos de resina para unir restaurações com margens subgengivais.[144]

Na utilização de cimentos auto-adesivos, não é necessário o tratamento ácido e a aplicação de adesivos, exceto no caso de preparos em esmalte, em que o condicionamento ácido é ainda benéfico para aumentar os valores de resistência de união. Os cimentos resinosos auto-adesivos ou auto-condicionantes apresentam na sua composição componentes capazes de promover, ao mesmo tempo, a resistência de união ao substrato e à restauração, como por exemplo, a presença da molécula MDP (10-Methacryloyloxydecyl dihydrogen phosphate). No entanto, para as vitrocerâmicas, por exemplo, a camada de condicionamento e silano ainda é necessária.

Os cimentos de resina também são classificados de acordo com o processo de polimerização: cura química, fotopolimerização ou cura dupla. Os cimentos químicos ou autopolimerizáveis são polimerizados devido a uma reação química com peróxido como iniciador. Devido aos componentes químicos, os cimentos resinosos autopolimerizáveis apresentam menor estabilidade de cor, portanto, não são indicados para unir restaurações cerâmicas translúcidas ou finas. Para este efeito, são utilizados cimentos de resina fotopolimerizáveis. Os materiais de polimerização química endurecem lenta e gradualmente, causando menos tensão de contração. Os cimentos fotopolimerizáveis são curados devido à ativação de fotoiniciadores. A sua principal desvantagem é o tempo de polimerização controlado quando comparado com os materiais autopolimerizáveis, enquanto os cimentos de polimerização dupla contêm iniciadores de amina (químicos) e fotoiniciadores (luz) que permitem o início do processo de polimerização com a ajuda de uma fonte de luz.[145]

Depois, esta reação de polimerização pela luz ativa a reação química que irá ocorrer num processo longo. O catalisador presente nos cimentos de polimerização dual promove o endurecimento final dos cimentos em áreas inacessíveis à luz após a polimerização rápida inicial. Os cimentos duais apresentam a vantagem de serem indicados para diversas situações clínicas em que a intensidade de luz fica comprometida devido à espessura ou translucidez da restauração. Assim, a polimerização final será alcançada devido à reação química. Os cimentos fotopolimerizáveis são indicados para cimentar restaurações de cerâmica ou compósito indireto com menos de 1,5 mm de espessura e que proporcionem suficiente penetração de luz.[146]

Cimentos de resina adesiva

As fracas propriedades adesivas dos RMGIs levaram a um maior desenvolvimento de agentes de cimentação à base de resina, o que resultou na introdução de cimentos de resina adesivos. Estes cimentos não requerem pré-tratamento e agentes de ligação para maximizar o seu desempenho. Para que estes cimentos sejam auto-adesivos, foram criados novos monómeros, tecnologia de enchimento e iniciadores. Exemplos destes materiais são: MaxCem (Kerr), RelyX Unicem (3 M/ESPE), Breeze (Pentron), Embrace Wet Bond (Pulpdent Corporation), para citar alguns. Estes cimentos gozam de grande popularidade, uma vez que têm aplicações universais. Tal como foi referido anteriormente nos cimentos de resina e RMGI, a degradação do polímero ao longo do tempo continua a ser um problema. As metaloproteinases da matriz (MMPs) estão fossilizadas na dentina mineralizada e podem ser libertadas e activadas durante a colagem.[147]

Estas enzimas colagenolíticas endógenas encontram-se nas fibras de colagénio e são necessárias para a ligação e a sua ação enzimática de degradação lenta está fora do controlo até do clínico mais meticuloso. Surgiram relatórios que recomendam o pré-tratamento da dentina com gluconato de clorexidina a 2,0% com um pH de 6,0, o que impede a ação das enzimas endógenas.[148]

POSTO DE RESINA

A longevidade dos dentes com envolvimento endodôntico tem sido grandemente melhorada pelos desenvolvimentos contínuos efectuados nos procedimentos endodônticos e de restauração. O tratamento endodôntico salva o dente da extração, mas apenas uma restauração adequada é essencial para a sua durabilidade. O dente tratado endodonticamente deve ser restaurado de forma a suportar as forças mastigatórias que actuam na direção vertical e lateral sem estar sujeito a fratura. Para reforçar o dente tratado e proteger contra a fratura vertical, é necessário algum tipo de estabilização que fixe a restauração à estrutura dentária remanescente. Isto é conseguido através da utilização de um pilar (também referido como cavilha), de preferência com um núcleo ou coping e uma coroa ou onlay como superestrutura para dar estabilização coronal-radicular. Foram utilizados vários materiais para os pilares, desde os pilares de madeira do século XVIII até aos pilares metálicos e, mais recentemente, pilares de fibra de carbono, fibra de vidro e cerâmica[149]

Estão continuamente a ser introduzidos no mercado novos sistemas de pilares. A tendência geral é para uma medicina dentária mais estética e um grande interesse em obter uma boa aparência e translucidez, pelo que a restauração deve imitar a de um dente natural.[150]

Mais recentemente, em resposta ao pedido de pinos da cor dos dentes, foram comercializadas várias cavilhas não metálicas. Entre eles, destacam-se os pinos de resina epóxi reforçados com fibras de carbono, os pinos de resina epóxi ou metacrilato reforçados com quartzo ou fibras de vidro, os pinos de zircónio e os pinos reforçados com fibras de polietileno.[151]

CLASSIFICAÇÃO

Desde o passado, os pilares metálicos fundidos ou pré-fabricados têm sido utilizados exclusivamente como bases para restaurações indirectas. Mas com a ênfase na estética, os pilares e núcleos com materiais compósitos e cerâmicos com dupla função e conicidade dupla foram introduzidos como alternativas.

As mensagens podem ser classificadas de várias formas diferentes:

1. Ativo ou passivo

2. Paralelo ou cónico

3. Pela sua composição material

1. Dependendo da forma como a retenção é conseguida, os postos podem ser divididos em dois subgrupos principais

- Mensagens activas

- Mensagens passivas

Os pilares activos obtêm a sua retenção primária diretamente da dentina radicular através da utilização de roscas, enquanto que **os pilares passivos** obtêm a retenção, como o seu nome sugere, assentando passivamente em estreita proximidade com as paredes do orifício do pilar, e dependem principalmente do cimento de cimentação para a sua retenção.[152]

2. De acordo com a sua forma geral, cada poste pode ser dividido em

- Cónico

- Lados paralelos

Em geral, os postes activos são mais retentivos do que os postes passivos com um método de configuração semelhante, e os postes de faces paralelas são mais retentivos do que os postes cónicos.[152]

COM BASE NA COMPOSIÇÃO

Outra classificação dos lugares baseia-se na composição.

- Materiais compósitos

- Cerâmica

COM BASE EM MATERIAIS COMPÓSITOS

Os materiais compósitos são compostos por fibras de

- Carbono

- Sílica[153]

Estas fibras estão rodeadas por uma matriz de resina polimérica, normalmente uma resina epóxi. Também incluem postes de transmissão de luz e postes de fibra de fita.

Os vários tipos de materiais compósitos podem ser agrupados em

1. Silica Fiber Post

   -Aesthetic Post

   -Aesthetic Plus

   -Para Post

   -Snow Post

2. Light Transmitting Post

   -Double Taper Light Post

   -Luscent Anchor Post

   -Twin Luscent Anchor Post

3. Ribbon fiber post

   -Ribbond

4. Based on Ceremics

   -Cosmopost[154]

Sistemas de postes de resina reforçada com fibra

Os sistemas de pilares à base de fibras foram objeto de uma revisão sistemática recente por Bateman et al 2003. Estes pilares são feitos de fibras de carbono, quartzo ou vidro, embebidas numa matriz de resina epóxi ou metacrilato.[155]

Em primeiro lugar, a preservação do tecido dentário, a presença de um efeito de ferrugem e a adesão são consideradas as condições mais eficazes para o sucesso a longo prazo do procedimento de restauração. Especificamente, as restaurações contemporâneas de compósito reforçado com fibra (FRC) com cimentação adesiva têm manifestado taxas de sobrevivência satisfatórias durante períodos de acompanhamento relativamente longos. A eficácia clínica de tais restaurações tem sido atribuída principalmente ao comportamento mais biomimético dos pilares de FRC. Especificamente, na presença de pinos de fibra menos rígidos, as fracturas radiculares são muito raras e é mais provável que ocorram falhas de restauração, como a descolagem do pino.[155]

Devido a uma maior semelhança nas propriedades elásticas com a dentina, os pilares de FRC permitem uma distribuição de tensão relativamente uniforme no dente e nos tecidos circundantes, produzindo assim um efeito protetor contra a fratura da raiz. Por outro lado, o titânio, o aço inoxidável e a zircónia têm módulos elásticos (110 GPa, 200 GPa, 300 GPa, respetivamente) muito superiores aos da dentina (18 GPa). Na presença de pilares rígidos, a tensão é transmitida internamente e concentra-se no nível apical, aumentando assim o risco de fratura vertical da raiz, o que representa uma falha catastrófica.[156]

Composição do posto FRC

Os postes FRC são feitos de fibras de carbono, quartzo ou vidro, embebidas numa matriz de resina epóxi ou metacrilato. As fibras são orientadas paralelamente ao eixo longitudinal do pilar e o seu diâmetro varia entre 6 e 15 micrómetros. A densidade das fibras, ou seja, o número de fibras por mm^2 de superfície da secção transversal do pilar, varia entre 25 e 35, dependendo do tipo de pilar. Por conseguinte, numa secção transversal do pilar, 30-50% da área é ocupada por fibras. A adesão entre as fibras de quartzo ou de vidro e a matriz de resina é melhorada pela salinização das fibras antes da incorporação. Uma forte ligação interfacial permite a transferência de carga da matriz para as fibras e é essencial para uma utilização efectiva das propriedades de reforço.[157]

Forma do poste FRC

Os postes de FRC estão disponíveis em diferentes formas: cilíndrica, cilíndrica-cónica, cónica, cónica dupla (figura 13). Há indicações na literatura de que os pinos de lados paralelos são mais retentivos do que as cavilhas cónicas. Os pinos cónicos duplos adaptam-se melhor à forma do canal tratado endodonticamente, limitando assim a quantidade de tecido dentinário a ser removido na preparação do espaço do pino. Alguns pinos comercializados apresentam uma cabeça coronal ou serrilhas para fins de retenção. Os pinos de fibra de vidro de forma oval foram recentemente introduzidos para uma melhor adaptação a canais de forma ovoide. Para canais de formato ovoide, foi sugerida a utilização de uma ponta ultra-sónica de formato oval para uma preparação mais conservadora do espaço pós-operatório.[157]

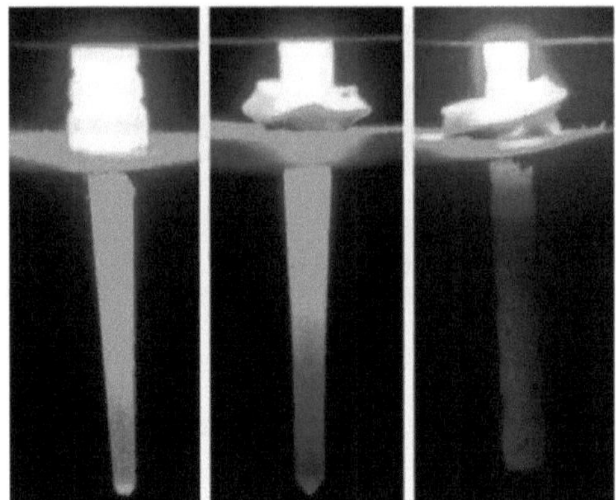

FIGURA 13. DIFERENTES TIPOS DE POSTES DE FIBRA

(A) CÓNICO COM CABEÇA CORONAL RETENTIVA. (B) DUPLO CÓNICO. (C) SERRADA

Postes de fibra de resina

Foram introduzidos na profissão dentária no início da década de 1990. As vantagens destes pilares incluem o facto de serem colocados no consultório numa única consulta e de se ligarem à estrutura dentária subjacente, quer seja esmalte ou dentina, ao núcleo sobrejacente e, subsequentemente, à coroa sobrejacente, se forem utilizados cimentos e técnicas de resina adequados. Têm uma excelente resistência transversal; são compostos por muitas fibras que são agrupadas com BIS-GMA, o componente básico da odontologia composta. As fibras tendem a dobrar-se sob carga em vez de se partirem. À medida que se dobram, também actuam como amortecedores. Isto significa que, quando são aplicadas forças no dente coroado, o pilar subjacente pode efetivamente absorver a maior parte do choque em vez de o transmitir à estrutura dentária restante. Os pilares de fibra de resina estão disponíveis numa variedade de cores. Os primeiros eram pretos (fibra de carbono), muito bem estudados e altamente considerados pela profissão, mas representavam um problema estético em áreas anteriores visíveis. Os mais recentes são da cor do dente, brancos ou translúcidos, o que os torna muito mais adaptáveis a um objetivo estético. Os investigadores indicaram que os pilares de fibra de carbono e os pilares de fibra de vidro com núcleos de resina composta são menos susceptíveis de causar fracturas radiculares do que os pilares de aço inoxidável com núcleos de resina composta.[7]

Poste de fibra de polietileno (fita)

Também é designado por poste de fibra de reforço ligável (poste de fibra de fita).
Este método utiliza um agente de ligação de quarta geração de fibra de reforço
ligável e um compósito de cura dupla como núcleo de construção. Os materiais de
reforço utilizados para o pilar consistem em fibras tecidas de polietileno que são
tratadas com um plasma de gás frio.

A utilização de fibras tecidas de polietileno tratadas com plasma de gás frio e
embebidas em resina composta convencional tem sido defendida para a
estabilização corono-radicular de dentes sem polpa. Para que esta técnica funcione
bem, devem ter luz suficiente para atingir a profundidade do espaço. Acredita-se
que os pinos Ribbon PE podem manter a resistência natural do dente e criar um
monobloco no canal radicular, permitindo uma distribuição de tensão mais
favorável ao longo da dentina radicular, reduzindo a incidência de fratura vertical
da raiz.[158]

Este método utiliza uma fibra de reforço ligável, um agente de ligação de quarta
geração e um compósito híbrido de cura dupla como núcleo de construção. O
material de reforço utilizado para o pilar consiste em fibras tecidas de polietileno
que são tratadas com um plasma de gás frio. A utilização de fibras tecidas de
polietileno tratadas com plasma de gás frio embebidas em compósito de resina
convencional tem sido defendida para a estabilização coronoradicular de dentes
sem polpa. Para que esta técnica funcione bem, deve haver luz suficiente para
atingir a profundidade do espaço do pilar. A Ribbond Inc. sugere que a sua fibra de
polietileno tecida também pode ser usada para construir um pino e núcleo de

compósito colocado diretamente. O Ribbond mantém a resistência natural do dente e elimina a possibilidade de perfuração da raiz. Adapta-se aos contornos naturais e às reentrâncias do canal e proporciona uma retenção mecânica adicional. Não existem concentrações de tensão na interface dente-pilar. O pino e o núcleo Ribbond são passivos e altamente retentivos.[158]

CONCLUSÃO

Para conseguir uma terapia endodôntica bem sucedida, é crucial que todos os canais sejam localizados, limpos e modelados, desinfectados e selados corretamente, não só na porção apical mas também na parte coronal e média do canal radicular. Um clínico deve escolher o material e a técnica de obturação em função das suas competências, da sua experiência e da condição que envolve a morfologia do canal radicular. Aquele que seleciona e utiliza o material e a técnica de obturação adequados para o canal radicular e realiza o seu trabalho corretamente, de modo a selar completamente o canal radicular, ficará para sempre nas boas graças do paciente e será conhecido por todo o lado pelo seu trabalho competente.

Os selantes de canais radiculares à base de resina apresentam resultados promissores. No entanto, as discrepâncias nos resultados de alguns estudos revelam que estes cimentos não cumprem todos os requisitos de um cimento ideal para o canal radicular. São necessários mais estudos para clarificar os resultados clínicos associados à utilização destes cimentos.

Para melhorar a longevidade da prótese dentária fixa, é necessário um conhecimento correto de todos os cimentos de cimentação. A seleção do cimento de cimentação depende totalmente do tipo de prótese e da extensão da prótese dentária fixa. O cimento selecionado deve proporcionar uma boa estética à prótese, um bom selamento marginal da prótese dentária fixa, deve ajudar na retenção da prótese e deve impedir o deslocamento da prótese sob forças mastigatórias.

Os prós e contras dos vários cimentos de cimentação foram discutidos, e pode concluir-se com segurança que nenhum material é perfeito. A seleção do agente de cimentação a utilizar para uma determinada restauração deve basear-se no conhecimento básico dos materiais disponíveis, nos tipos de restaurações a colocar, nos requisitos do paciente e na perícia e experiência do clínico. Com a abundância de novos agentes de cimentação a inundar os mercados, o profissional deve ter conhecimentos suficientes para escolher o material adequado para cada situação clínica.

Nos últimos 15 anos, a perspetiva de utilização de pinos de fibra foi amplamente investigada com diferentes técnicas e, em muitos aspectos, registou-se um rápido progresso nos materiais e nas técnicas. Muitos novos desenvolvimentos terão de ocorrer num futuro próximo antes de atingirmos o zénite do procedimento ideal para a cimentação de pinos em canais radiculares de dentes tratados endodonticamente.

Foram introduzidos no mercado vários sistemas de pinos e núcleos e a investigação indica que podem ser incluídos com segurança na prática clínica. A técnica selecionada de pino e núcleo deve ser conservadora, morfológica, retentiva, estética e resistente à falha radicular. As evidências laboratoriais e clínicas disponíveis validam a utilização de pinos de fibra não só como uma alternativa aos pinos metálicos e, de preferência, a outros pinos da cor do dente, como as cavilhas de zircónia, em restaurações pós-retidas, mas também como seus substitutos. Mas, no fim de contas, uma situação clínica distinta ditará qual o sistema de pilares a utilizar e, nessas situações, a escolha, a preferência pessoal, a familiaridade e o custo também influenciarão a decisão final. No entanto, os clínicos são aconselhados a seguir as diretrizes e recomendações para a seleção do pilar e o fabrico do núcleo, seguido do desenho da coroa.

No mundo em constante evolução dos sistemas postais e nucleares, o conhecimento

dos sistemas tradicionais, juntamente com o conhecimento atualizado dos materiais

mais recentes, é de extrema importância.

REFERÊNCIAS

1. Juan G. Robledo, Pablo A. Rodríguez; "Glossário de termos endodônticos" AAE,

    Chicago.2016; 8: 36-48.

2. Brishami A, Manjarrés V, Gutmann JL. "Perspectivas históricas sobre a evolução

    dos selantes/cimentos para canais radiculares". J Hist Dent. 2022; 70: 107-118.

3. Deshpande PM, Naik RR. "Revisão abrangente sobre materiais e técnicas recentes

    de preenchimento de canais radiculares". J App Dent Sciences 2015; 1: 30-34.

4. Subbiya, Arunajatesan & Kumar, Elango & Anuradha, Balasubramaniam & Malathi

S, Mitthra

    S . "Propriedades e aplicação clínica de selantes à base de resina: uma revisão."

    EJMCM 2021; 7: 1287-1292.

5. Leung GK, Wong AW, Chu CH, Yu OY "Atualização sobre materiais de

    cimentação dentária". Dent J (Basel). 2022; 10: 208.

6. Mattison GD. "Análise da tensão fotoelástica de pinos endodônticos de ouro

    fundido". J Prosthet Dent 1982; 48: 407-411.

7. Parcina I, Amizic, Baraba A. "Esthetic Intracanal Posts". Ata Stomatol Croat. 2016;

    50:143150.

8. Al-Kahtani AM. "Materiais de obturação de canais radiculares à base de agentes de

    transporte: uma revisão da literatura". J Contemp Dent Pract. 2013; 14: 777-83.

9. Pameijer CH. "Uma revisão dos agentes de cimentação". Int J Dent. 2012;

12:752861.

10. Ramsey WO. "Selagem hermética de canais radiculares - os gregos tinham um

    nome para isso". J Endod 1982; 8: 100.

11. Garcia, LFR. "Cimentos à base de aluminato de cálcio para aplicação endodôntica".

    J Dent Res 2014; 1:1-8.

12.   Al-Haddad A, Che Ab Aziz ZA. "Selantes de canais radiculares à base de
biocerâmica: A Review". Int J Biomater. 2016; 16: 9753210.

13.   Primus C, Gutmann JL, Tay FR, Fuks AB. "Cimentos de silicato de cálcio e
aluminato de cálcio para odontologia revisados." J Americ Ceramic Soc
2021;105:1841-1863.

14.   Crane AB. "Uma técnica praticável de canal radicular". Int J Endod. 1920; 89-92.

15.   Wu MK, Wesselink PR. "Estudos de vazamento endodôntico reconsiderados.
Parte I. Metodologia, aplicação e relevância." Int J Endod 1993; 26:37-43.

16.   Hall EM. "A mecânica do tratamento de canais radiculares". Dent Cosmos. 1928;
70:386-96

17.   B. Van Meerbeek, K. Van Landuyt, J. De Munk, S. Inoue, Y. Yoshida, J.
Perdigao, P. Lambrechts e M. Peumans. "Fundamentos de Dentisteria Operatória,
Quintessence Books" 2006; 183-260.

18.   B. Van Meerbeek, J. De Munck, Y. Yoshida, S. Inoue, M. Vargas, P. Vijay, K.
Van Landuyt,P. Lambrechts e G. Vanherle. Oper. Dent 2003; 28: 215-235.

19.   Buonocore MG: "Um método simples para aumentar a adesão de materiais de
enchimento acrílicos a superfícies de esmalte." J Dent Res 1955; 34: 849-53.

20.   Hilton TJ, Schwartz RS. "O efeito da diluição do ar na resistência da ligação
adesiva da dentina". Oper Dent 1995; 20:133-37.

21.   Kanca J. "3d: Colagem de resina a substrato húmido". Quintessence Int 1992; 23:
39-41.

22.   Carvalho RM, Pereira JC, Yoshiyama M, Pashley DH. "Uma revisão da contração
de polimerização: a influência do desenvolvimento do stress versus o alívio do
stress". Oper Dent 1996; 21:17-24.

23.   Roulet JF. "Integridade marginal: significado clínico". J Dent.1994; 22: S9-12.

24.   De Munck J, Van Landuyt K, Peumans M. "A critical review of the durability of adhesion to tooth tissue: methods and results." J Dent Res 2005; 84: 118-32.

25.   De Munck J, Braem M, Wevers M, et al. "Micro-rotary fatigue of tooth-biomaterial interfaces. Biomaterials" J Dent Res 2005; 26: 1145-53.

26.   Pashley DH, Tay FR, Yiu C. "Degradação do colagénio por enzimas derivadas do hospedeiro durante o envelhecimento". J Dent Res 2004; 83: 216 -21.

27.   Hebling J, Pashley DH, Tjaderhane L, Tay FR. "A clorexidina impede a degradação subclínica de camadas híbridas de dentina in vivo". J Dent Res 2005; 84: 741- 6.

28.   Tay FR, Hosoya Y, Loushine RJ, Pashley DH, Weller RN, Low DC. "Ultra-estrutura da dentina intraradicular após irrigação com BioPure MTAD. II. A consequência da obturação com um selante à base de resina epóxi". J Endod 2006; 32: 473-7.

29.   Van Landuyt KL, Kanumilli P, De Munck J, Peumans M, Lambrechts P, Van Meerbeek B. "Resistência de ligação de um adesivo auto-condicionante suave com e sem condicionamento ácido prévio." J Dent 2006; 34: 77- 85.

30.   B. Van Meerbeek, J. De Munck, Y. Yoshida, S. Inoue, M. Vargas, P. Vijay, K. Van Landuyt,P. Lambrechts e G. Vanherle, Oper. Dent.2003; 28, 215-235.

31.   Bitter K, Paris S, Martus P, Schartner R, Kielbassa AM. "Uma investigação ao microscópio de varrimento a laser confocal de diferentes adesivos dentários ligados à dentina do canal radicular". Int J Endod 2004; 37: 840-8.

32.   Yoshiyama M, Carvalho RM, Sano H, Horner JA, Brewer PD, Pashley DH. "Resistências de ligação regionais de resinas à dentina radicular humana". J Dent 1996; 24: 435-42.

33. Paque F, Luder HU, Sener B, Zehnder M. "A esclerose tubular e não a smear layer impede a penetração do corante na dentina dos canais radiculares instrumentados endodonticamente." Int J Endod 2006; 39: 18 -25.

34. Rodivan Braz. "Resistência de união de pinos de fibra de vidro cimentados à dentina intra-radicular com cimentos MDP e cimentos sem MDP: Avaliação em 24 horas". CE Ciência Odontológica 2020; 4: 34-41.

35. El-Deeb H, Badran O, Mobarak E. "Durabilidade da ligação adesiva de um ano à dentina coronal e radicular sob simulação de pressão intrapulpar". Oper Dent 2015; 40 : 540-547.

36. Goldberg M, Kulkarni A B, Young M, Boskey A. "Dentina: estrutura, composição e mineralização". Frontiers in Bioscience-Elite 2011; 3: 711-735.

37. Perdigão, Jorge. "A ligação da dentina em função da estrutura da dentina". Dental clinics of North America 2002; 46: 277-301.

38. Gulabivala K, Patel B, Evans G, Ng YL. "Efeitos de procedimentos mecânicos e químicos nas superfícies dos canais radiculares". Int J Endod 2005; 10:103-22.

39. Shahravan A, Aaghdoost A, Adl A, Rahimi H, & Shadifar F. "Effect of Smear Layer on Sealing Ability of Canal Obturation: A Systematic Review and Meta-analysis". J Endod 2007; 33, 96105.

40. Goracci C, Sadek FT, Fabianelli A, Tay FR, Ferrari M. "Avaliação da adesão de postes de fibra à dentina intraradicular". Oper Dent 2005; 30: 627-35.

41. Bitter K, Hambarayan A, Neumann K, Blunck U, Sterzenbach G. "Vários protocolos de irrigação para o enxaguamento final para melhorar a força de ligação dos postes de fibra dentro do canal radicular. " Eur J Oral Sci 2013; 121: 349-54.

42. Sen HB, Wesselink PR, Türkün M. "The smear layer: a phenomenon in root canal

therapy." Int J Endod 1995; 28: 141-8.

43. Demiryurek EO, Kulunk S, Yuksel G, Sarac D, Bulucu B. "Efeitos de três selantes de canal na resistência de união de um pilar de fibra." J Endod 2010; 36: 497-501.

44. Davis ST, O'Connell BC. "O efeito de dois selantes de canais radiculares na força de retenção de postes endodônticos de fibra de vidro." J Oral Rehabil 2007;34: 468-73.

45. Feilzer AJ, De Gee AJ, Davidson CL. "Tensão de presa em resina composta em relação à configuração da restauração". J Dent Res 1987; 6: 1636-9.

46. Tay FR, Loushine RJ, Lambrechts P, Weller RN, Pashley DH. "Factores geométricos que afectam a ligação da dentina nos canais radiculares: uma abordagem de modelação teórica." J Endod 2005; 31: 584-9.

47. Pirani C, Chersoni S, Foschi F, Piana G, Loushine RJ, Tay FR, et al. "A hibridização da dentina intraradicular melhora efetivamente a retenção de pinos de fibra em dentes tratados endodonticamente?" J Endod 2005; 31:891-4.

48. Thitthaweerat S, Nakajima M, Foxton RM, Tagami J. "Efeito do intervalo de espera no modo de ativação química de adesivos autocondicionantes de uma etapa de cura dupla na ligação à dentina do canal radicular". J Dent 2012; 40: 1109-18.

49. Faria-e-Silva AL, Menezes MS, Silva FP, Reis GR, Moraes RR. "Tratamentos dentinários intra-radiculares e retenção de pinos de fibra com cimento resinoso autoadesivo Materiais dentários". J Endod 2013; 27: 14-19.

50. Chouhan B, Chaudhary D, Matani P, Rose R. "Monoblocos em canais radiculares - um objetivo real ou teórico." Crónicas de Investigação Dentária 2019, Vol 8, Edição 1.

51. Sophia T, Deepak BS, Deepa J, Mallikarjun G. "O conceito de monobloco em

endodontia: uma revisão." J Dent 2014; 6: 83-89.

52.   Nair, Sreeja & Patil, Amit & Jain, Ashish & Mali, Sheetal & Yadav, Pooja & Agrawal, Sonal. "Conceito fundamental de monobloco em endodontia". Int J Adv Research 2021; 9: 539-546.

53.   Grandini S, Goracci C, Monticelli F, Borracchini A, Ferrari M. "Avaliação SEM da espessura da camada de cimento após a cimentação de dois pilares diferentes." J Adhes Dent 2005; 7: 235-40.

54.   Singh H, Markan S, Kaur M e Gupta G. "Endodontic Sealers: Conceitos actuais e análise comparativa". J Dent Open 2015; 2: 32-37.

55.   Islam I, Chng HK, Yap AU. "Análise de difração de raios X de agregado de trióxido mineral e cimento Portland". Int J Endod 2006; 39: 220-5.

56.   Jensen, SD, Fischer DJ. "Método de preenchimento e selagem de um canal radicular". United States Patent & Trademark Office 2004; Patente número 6,811,400.

57.   Khatavkar RA, Hegde VS. "O elo fraco na Endodontia: Gutta-Percha - uma necessidade de mudança". World Journal of Dent. 2010; 1: 217-24.

58.   Lang H, Korkmaz Y, Schneider K, Raab WH. "Impacto dos tratamentos endodônticos na rigidez da raiz". J Dent Res 2006; 85: 364-8.

59.   Lee KW, Williams MC, Camps JJ, Pashley DH. "Adesão de selantes endodônticos à dentina e guta-percha". J Endod 2002; 28:684-8.

60.   Lertchirakarn V, Palamara JE, Messer HH. "Análise de elementos finitos e estudos de strain-gauge da fratura vertical da raiz". J Endod 2003; 29: 529-34.

61.   Lertchirakarn V, Timyam A, Messer HH. "Efeitos dos selantes de canais radiculares na resistência à fratura vertical da raiz de dentes tratados endodonticamente". J

Endod 2002; 28: 217-9.

62.   Li LL, Wang ZY, Bai ZC, Mao Y, Gao B, Xin HT, Zhou B, Zhang Y, Liu B. "Análise de elementos finitos tridimensionais de raízes enfraquecidas restauradas com diferentes cimentos em combinação com postes de liga de titânio." Chin Med J (Engl) 2006; 119: 305-11.

63.   Monticelli F, Sword J, Martin RL, Schuster GS, Weller RN, Ferrari M, Pashley DH, Tay FR. "Propriedades de vedação de dois sistemas contemporâneos de obturação de cone único". Int J Endod 2007; 40: 374-85.

64.   Nakashima M, Akamine A. "A aplicação da engenharia de tecidos à regeneração da polpa e da dentina em endodontia". J Endod 2005; 31: 711- 8.

65.   Raina R, Loushine RJ, Weller RN, Tay FR, Pashley DH. "Avaliação da qualidade do selamento em canais radiculares preenchidos com Resilon/Epiphany e guta-percha/AH Plus utilizando uma abordagem de filtração de fluidos." J Endod. No prelo Feilzer AJ, de Gee AJ, Davidson CL. "Tensão de presa em resina composta em relação à configuração da restauração." J Dent Res 1987; 66: 1636-9.

66.   Teixeira FB. "Obturação ideal com sistemas de obturação radicular sintéticos: selamento coronal e resistência à fratura". Prac Proced Aesthet Dent 2006;18: S7-S11.

67.   Doyle MD, Loushine RJ, Agee KA, Gillespie WT, Weller RN, Pashley DH, Tay FR. "Melhorar o desempenho do EndoRez root canal sealer com um adesivo auto-condicionante de dois passos de cura dupla. I. Resistência do adesivo à dentina". J Endod 2006; 32: 766-70.

68.   Williams C, Loushine RJ, Weller RN, Pashley DH, Tay FR. "Uma comparação da força coesiva e da rigidez do Resilon e da guta-percha". J Endod2006; 32: 553-5.

69.   Wu MK, van der Sluis LW, Wesselink PR. "Comparação de pré-molares e caninos mandibulares no que diz respeito à sua resistência à fratura vertical da raiz". J Dent 2004; 32: 265-8.

70.   Subbiya A, Kumar EP, Balasubramaniam A, Mitthra S. "Propriedades e aplicação clínica de selantes à base de resina: uma revisão". Eur J Molecular & Clinical Medicine 2020; 5: 2515-8260.

71.   "Odontologia-Materiais para selagem de canais radiculares". Genebra: ISO 627 2012 (E).

72.   Komabayashi T, Colmenar D, Nicholas, Aparna, Carolyn e Yohji. "Revisão abrangente dos selantes endodônticos actuais", J Dental Materials 2020; 39: 703-720

73.   Schwartz RS. "Adhesive dentistry and endodontics: part 2-bonding in the root canal system: the promise and the problems-a review." J Endod 2006; 32: 1125-34.

74.   Imai Y, Komabayashi T. "Propriedades de um novo tipo de resina injetável para obturação de canais radiculares com capacidade de adesão à dentina". J Endod 2003; 29:20-3.

75.   Geethapriya N, Subbiya A, Mitthra S, Prakash V. "Grande extrusão acidental de selante de resina epóxi na área periapical - um relato de caso com três anos de acompanhamento". Ind J Public Health Research & Development 2019; 10:1610-4.

76.   Heling I, Chandler NP. "O efeito antimicrobiano dentro dos túbulos dentinários de quatro selantes de canais radiculares". J Endod. 1996;22:257-9.

77.   Ioannidis K, Mistakidis I, Beltes P, Karagiannis V. "Análise espectrofotométrica da descoloração da coroa induzida por selantes à base de MTA e ZnOE." J Appl Oral

Sci. 2013; 21:138-44.

78. Hess D, Solomon E, Spears R, He J. "Retreatability of a bioceramic root canal sealing material." J Endod. 2011; 37: 1547-9.

79. Spangberg LS, Barbosa SV, Lavigne GD. "O AH 26 liberta formaldeído". J Endod 1993; 19: 596-598.

80. Feldmann G, Nyborg H. "Tissue reactions to root filling materials. II. Uma comparação de implantes de prata e material de obturação radicular AH 26 em maxilares de rabiits." Odontol Revy 1964; 15: 33-40.

81. Jeanne Monteiro, Ida de Noronha de Ataide, Paul Chalakkal, e Pavan Kumar Chandra. "Resistência in vitro à fratura de raízes obturadas com Resilon ou Gutta-percha." J Endod 2011; 37: 828-31.

82. Tyagi S & Tyagi P & Mishra P. "Evolution of root canal sealers: An insight story". Eur J General Dentistry 2013; 2: 199.

83. McMichen FR, Pearson G, Rahbaran S, Gulabivala K. "A comparative study of selected physical properties of five root-canal sealers." Int Endod J 2003; 36: 629-35.

84. Saleh IM, Ruyter IE, Haapasalo M, Orstavik D. "Survival of Enterococcus faecalis in infected dentinal tubules after root canal filling with different root canal sealers in vitro." Int J Endod 2004; 37:193-8.

85. Kaplan AE, Picca M, Gonzalez MI, Macchi RL, Molgatini SL. "Efeito antimicrobiano de seis selantes endodônticos: uma avaliação *in vitro*". Endod Dent 1999; 15:42-5.

86. Azar NG, Heidari M, Bahrami ZS, Shokri F. "Citotoxicidade in vitro de um novo selante de canal radicular de resina epóxi". J Endod 2000; 26: 462-5.

87.   Roggendorf M. Bayerisches Zahnarzteblatt. Set. München Alemanha, Bavarian Dental Journal 2004. p. 32-4.

88.   Waechter R. Untersuchungen über das Wurzelfüll mittel "DIAKET". Zahnarzl Welt 1953; 12:281-284.

89.   Scheufele J. "Investigações e experiências com o novo material de obturação de canais radiculares diaket". Dtsch Zahnarztl Z 1952; 7: 913-19.

90.   Padmaja S. "Riscos biológicos associados a materiais utilizados em prótese dentária". Niger J Clin Pract 2013; 16: 139-44.

91.   Andersen M, Kiel P, Larsen H, Maxild J. "Mutagenic action of aromatic epoxy resins." Nature 1978; 276: 391-2.

92.   Rising DW, Goldman M, Brayton SM. "Avaliação histológica de 3 materiais experimentais de obturação de canais radiculares". J Endod 1975; 1: 172-7.

93.   Liu Q, Hedberg EL, Liu Z, Bahulekar R, Meszlenyi RK, Mikos AG. "Preparação de hidrogéis macroporosos de poli (2-hidroxi etil metacrilato) por separação de fases melhorada". Biomaterials 2000; 21: 2163-9.

94.   Tay FR, Loushine RJ, Monticelli F. "Effectiveness of resin-coated gutta-percha cones and a dual-cured, hydrophilic methacrylate resin-based sealer in obturating root canals." J Endod 2005; 31: 659-64.

95.   Radovic I, Monticelli F, Goracci C, Vulicevic ZR, Ferrari M. "Cimentos de resina auto-adesivos: uma revisão da literatura". J Adhes Dent 2008; 10: 251-8.

96.   Benkel BH, Rising DW, Goldman LB, Rosen H, Goldman M, Kronman JH. "Utilização de um plástico hidrofílico como material de preenchimento do canal radicular". J Endod. 1976; 2: 196-202.

97.   Kim YK, Grandini S, Ames JM, Gu LS, Kim SK, Pashley DH, Gutmann JL, Tay

FR. "Revisão crítica dos selantes de canais radiculares à base de resina de metacrilato. J Endod. 2010; 36: 383-99.

98. Zmener O, Pameijer CH, Serrano SA, Vidueira M, Macchi RL. "Significado da humidade da dentina do canal radicular com a utilização de selantes endodônticos à base de metacrilato: um estudo in vitro de fuga de corante coronal." J Endod. 2008; 34: 76-9.

99. Onay EO, Ungor M, Unver S, Ari H, Belli S. "Uma avaliação in vitro da capacidade de selamento apical de novos sistemas de obturação endodôntica polimérica." Oral Surg Oral Med Oral Pathol Oral Radiol Endod 2009; 108:49-54.

100. Ishimura H, Yoshioka T, Suda H. "Capacidade de selagem de novos materiais adesivos de obturação de canais radiculares medida por um novo método de penetração de corante." Dent Mater J 2007; 26:290-5.

101. Duggan D, Arnold RR, Teixeira FB, Caplan DJ, Tawil P. "Inflamação periapical e penetração bacteriana após inoculação coronal de raízes de cão preenchidas com RealSeal 1 ou Thermafil. " J Endod 2009; 35:852-7.

102. Imazato S, Kuramoto A, Takahashi Y, Ebisu S, Peters MC. "Efeitos antibacterianos in vitro do primário de dentina do Clearfil Protect Bond". Dent Mater 2006; 22:527-32.

103. Mohammadi Z, Abbott PV. "As propriedades e aplicações da clorexidina em endodontia". Int Endod J 2009; 42:288-302.

104. Lussi A, Suter B, Grosrey J. "Obturação de canais radiculares in vivo com uma nova técnica de vácuo". J Endod 1997; 23:629-31.

105. Karkazi, Frantzeska. "Gutta Percha e técnicas de obturação actualizadas". Jornal de Saúde Dentária, Distúrbios Orais e Terapia 2017; 8: 10.

106.	Prakash R, Gopikrishna, Kandaswamy. "Gutta percha-Uma história não contada. *Endodontologia*". 2005; 17: 32-36.

107.	Schilder H, Goodman A, Aldrich W. "The Thermo Mechanical properties of Gutta Percha. III. Determinação das temperaturas de transição de fase para Gutta Percha." Oral Surg Oral Med Oral Pathol. 1974;38: 109-114.

108.	Shipper G, 0rstavik D, Teixeira FB, Trope M. "An evaluation of microbial leakage in roots filled with a thermoplastic synthetic polymer-based root canal filling material (Resilon). "J Endod 2004; 30: 342-7.

109.	Haschke E. "Cones endodônticos adesivos e métodos relacionados". Pedido de Patente dos Estados Unidos 2004.

110.	Jensen SD, Fischer DJ. "Método de preenchimento e selagem de um canal radicular". United States Patent & Trademark Office.2004 Patente número 6,811,400.

111.	Ingle JI, Newton CW, West JD, Gutmann JL, Glickman GN, Korzon BH. "Obturação do espaço radicular 5ª ed." eds. Endodontics, Hamilton, Canadá, 2002:599.

112.	Shipper G, Teixeira FB, Arnold RR, Trope M. "Inflamação periapical após inoculação microbiana coronal de raízes de cão preenchidas com guta-percha ou resilon." J Endod 2005; 31: 91-6.

113.	Shipper G, 0rstavik D, Teixeira F B, Trope M. "Uma avaliação da fuga microbiana em raízes preenchidas com um material de preenchimento de canais radiculares à base de polímero sintético termoplástico (Resilon)." J Endod 2004; 30: 342-347.

114.	Shipper G, Trope M." In vitro microbial leakage of endodontically treated teeth using new and standard obturation techniques". J Endod 2004; 30: 154-158.

115.	Ferreira J J, Rhodes J S, Pitt Ford T R. "The efficacy of gutta-percha removal using ProFiles." Int Endod J 2001; 34: 267-274.

116.	Imura N, Kato A S, Hata G I, Uemura M, Toda T, Weine F. "A comparison of the relative efficacies of four hand and rotary instrumentation techniques during endodontic retreatment." Int Endod J 2000; 33: 361-366.

117.	Tunga U, Bodrumlu E. "Avaliação da capacidade de selagem de um novo material de obturação do canal radicular". J Endod 2006; 32: 876-878.

118.	Friedman S, Lost C, Zarrabian M, Trope M. "Avaliação do sucesso e insucesso após terapia endodôntica utilizando um cimento de ionómero de vidro". J Endod 1995; 21: 384-390.

119.	Zmener O. "Tissue response to a new methacrylate-based root canal sealer: preliminary observations in the subcutaneous connective tissues of rats." J Endod 2004; 30: 348-351.

120.	Shipper G, Orstavik D, Teixeira F B, Trope M. "Uma avaliação da fuga microbiana em raízes preenchidas com um material de preenchimento de canais radiculares à base de polímero sintético termoplástico (Resilon)." J Endod 2004; 30: 342-347.

121.	Torabinejad M, Ung B, Kettering J. "In vitro bacterial penetration of coronally unsealed endodontically treated teeth." J Endod 1990; 16: 566-569.

122.	Stuart C H, Schwartz S A, Beeson T J. "Reforço de raízes imaturas com um novo material de enchimento de resina num modelo de apexificação." J Endod 2006; 32: 350-353.

123.	Ribeiro F C, Souza-Gabriel A E, Marchesan M A, Alfredo E, Silva-Sousa Y T. "Influência de diferentes materiais de obturação endodôntica na suscetibilidade à fratura radicular." J Dent 2008; 36: 69-73.

124.   Baraba A, Zeljezic D, Kopjar N, Mladinic M, Anic I, Miletic I. "Evaluation of cytotoxic and genotoxic effects of two resin-based root-canal sealers and their components on human leucocytes in vitro" [Avaliação dos efeitos citotóxicos e genotóxicos de dois selantes de canais radiculares à base de resina e dos seus componentes em leucócitos humanos in vitro]. Int Endod J 2011; 44: 652-661.

125.   Nielsen B A, Beeler W J, Vy C, Baumgartner J C. "Tempos de presa do Resilon e de outros vedantes em ambientes aeróbicos e anaeróbicos." J Endod 2006; 32: 130-132.

126.   Carvalho-Junior J R, Correr-Sobrinho L, Correr A B, Sinhoreti M A, Sousa-Neto M D. "Radiopacidade de materiais de obturação radicular usando radiografia digital." Int Endod J 2007; 40: 514520.

127.   Royal M J, Williamson A E, Drake D R. "Comparação de hipoclorito de sódio a 5,25%, MTAD e clorexidina a 2% na desinfeção rápida de material de obturação de canais radiculares à base de policaprolactona." J Endod 2007; 33: 42-44.

128.   Hassanloo A, Watson P, Finer Y, Friedman S. "Eficácia de retratamento do sistema de obturação de resina macia Epiphany". Int Endod J 2007; 40:633-43.

129.   Lin ZM, Jhugroo A, Ling JQ. "Avaliação da capacidade de selagem de um material de obturação de canais radiculares à base de policaprolactona (Resilon) após retratamento." Oral Surg Oral Med Oral Pathol Oral Radiol Endod 2007; 104:846-51.

130.   Avasthi A, Khanna L, Singh M, Chhina. "Uma visão sobre os cimentos de cimentação utilizados em medicina dentária" IP Annals of Prosthodontics and Restorative Dentistry 2022; 8:199-202.

131.   Pegoraro TA, Silva ND, Carvalho RM. "Cimentos para uso em odontologia

estética". Dent Clin North Am. 2007; 51(12):453-71.

132.   Craig RG. "Restorative dental materials, 8th ed." St Louis: Mosby; 1989, 189-225.

133.   O'Brien W. "Dental materials and their selection, 3rd ed." Chicago 2002. 133-55.

134.   Donovan TE, Cho GC. "Avaliação contemporânea de cimentos dentários". Compend Contin Educ Dent 1999; 20: 197-219.

135.   Wilson AD, Nicholson JW. "Acid-base cements, their biomedical and industrial applications." Nova Iorque: Cambridge University Press; 1993. 1-383.

136.   McLean, J.W.; Nicholson, J.W.; Wilson, A.D. "Nomenclatura proposta para cimentos dentários de ionómero de vidro e materiais relacionados". Quintessence Int. 1994, 25, 587-589.

137.   Mitchell, C.A.; Douglas, W.H.; Cheng, Y.S. "Resistência à fratura de cimentos de cimentação convencionais, de ionómero de vidro modificado por resina e de compósito". Dent. Mater. 1999, 15, 7-13.

138.   Mitra, S.B. "Libertação in vitro de flúor de um revestimento/base de ionómero de vidro fotopolimerizado". J. Dent. Res. 1991, 70, 75-78.

139.   Brenes-Alvarado, A.; Cury, J.A. "Fluoride release from glass ionomer cement and resin- modified glass ionomer cement materials under conditions mimeking the caries process. " Oper. Dent. 2021, 46, 457-466.

140.   Nakabayashi N.;Watanabe A.; Gendusa, N.J. "Adesão à dentina da resina 4-meta/mma- tbb "modificada": Função do hema". Dent. Mater. 1992, 8, 259-264.

141.   Nakabayashi, N.; Takarada, K. "Effect of hema on bonding to dentin. Dent. Mater." 1992, 8: 125-130.

142.   Heboyan, A.; Zafar, M.S.; Karobari, M.I.; Tribst, J.P.M. "Insights into polymeric materials for prosthodontics and dental implantology." Materials 2022, 15: 5383.

143. G.K.-H.;Wong, A.W.-Y.; Chu, C.-H.; Yu, O.Y. "Atualização sobre materiais de cimentação dentária". Dent. J. 2022, 10, 208.

144. Inukai, T.; Abe, T.; Ito, Y.; Pilecki, P.; Wilson, R.F.; Watson, T.F.; Foxton, R.M. "Adhesion of indirect mod resin composite inlays luted with self-adhesive and self-etching resin cements." Oper. Dent. 2012, 37: 474-484.

145. Bragança, G.F.; Vianna, A.S.; Neves, F.D.; Price, R.B.; Soares, C.J. "Efeito do tempo de exposição e da deslocação da luz de cura no grau de conversão e microdureza knoop de cimentos resinosos fotopolimerizáveis". Dent. Mater. 2020, 36: 340-351.

146. Mazzitelli, C.; Maravic, T.; Mancuso, E.; Josic, U.; Generali, L.; Comba, A.; Mazzoni, A.; Breschi, L. "Influência do modo de ativação na resistência de ligação a longo prazo e na atividade enzimática endógena de cimentos de resina de cura dupla". Clin. Oral. Investig. 2022, 26: 1683-1694.

147. D. H. Pashley, F. R. Tay, C. Yiu et al., "Collagen degradation by host-derived enzymes during aging," Journal of Dental Research,2004, 83: 216-221.

148. H. A. Ricci, M. E. Sanabe, C. A. de Souza Costa, D. H. Pashley, e J. Hebling, "Chlorhexidine increases the longevity of in vivo resin-dentin bonds," European Journal of Oral Sciences,2010 118: 411-416.

149. Dewangan A, Singh MA, Dua N, Shrivastav R, Ravi D "Post materials- An overview of materials used in endodontically treated tooth" 2012

150. Baba NZ, Golden G, Goodacre CJ. "Cavilhas pré-fabricadas não metálicas: uma revisão das composições, propriedades, resultados de testes laboratoriais e clínicos." J Prosthodont 2009; 18:527536.

151. D.N. J.Ricketts, C.M.E.Tait , A.J.Higgins "Post and core systems, refinements to

tooth preparation and cementation." British Dental Journal, 2005; 198: 533-541.

152.	Bateman G, Tomson P. "Trends in Indirect Dentistry- Post and Core Restorations Restorative Dentistry" Dent Update 2005:32:190-198.

153.	Hegde M, Sureshchandra B "Esthetic Posts - An Update" J Endodontology 2012; 24:102- 109.

154.	Bateman G, Ricketts DN, Saunders WP. "Sistemas de pilares à base de fibra: A review" Int J Endod 2003; 195: 43- 48.

155.	Fokkinga WA, Kreulen CM, Vallittu PK, Creugers NH. "Uma análise estruturada das cargas de falha in vitro e dos modos de falha dos sistemas de fibra, metal e cerâmica pós-núcleo". Int J Prosthodont 2004; 17:476-482.

156.	Grandini S, Goracci C, Monticelli F, Ferrari M. "Resistência à fadiga e caraterísticas estruturais de pilares de fibra: teste de flexão de três pontos e avaliação SEM." Dent Mater 2005; 21:75-82.

157.	Coniglio I, Carvalho C, Magni E, Ferrari M. "Desbridamento pós-espacial em canais ovais: a utilização de uma nova ponta ultra-sónica com secção oval." J Endod 2008; 34:752-755.

158.	Ahmed W. "Avanços recentes em sistemas postais" Faculdade de Medicina Dentária da Universidade de Bagdade 2018

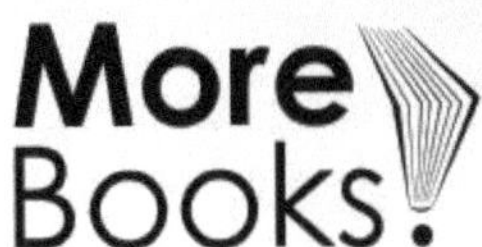

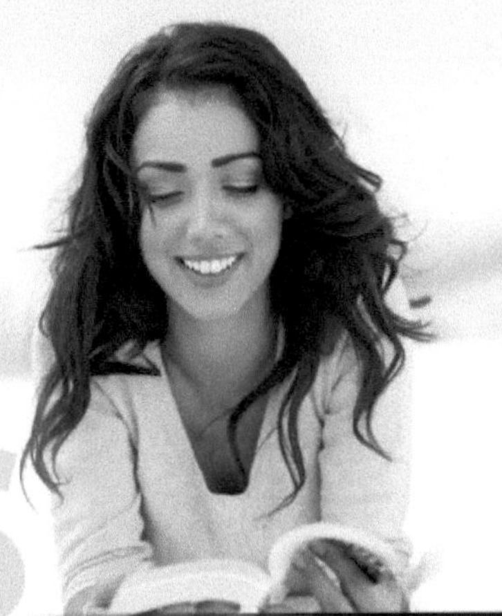

I want morebooks!

Buy your books fast and straightforward online - at one of world's fastest growing online book stores! Environmentally sound due to Print-on-Demand technologies.

Buy your books online at
www.morebooks.shop

Compre os seus livros mais rápido e diretamente na internet, em uma das livrarias on-line com o maior crescimento no mundo! Produção que protege o meio ambiente através das tecnologias de impressão sob demanda.

Compre os seus livros on-line em
www.morebooks.shop

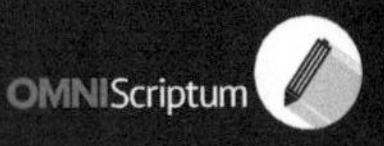

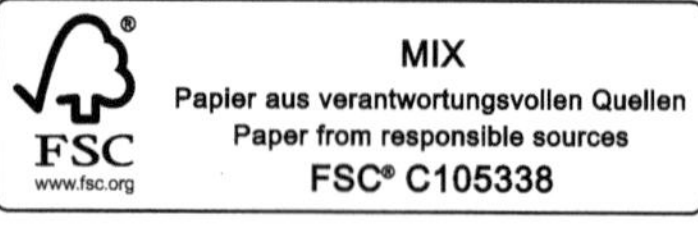

Printed by Books on Demand GmbH, Norderstedt / Germany